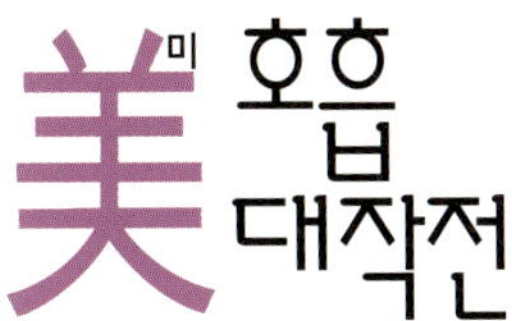
美 미
호흡
대작전

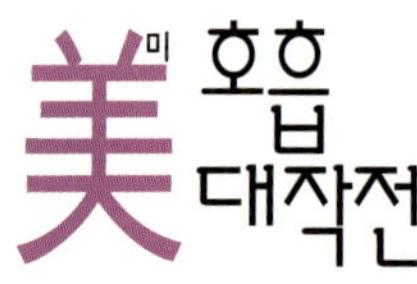

지은이 김남선 | 펴낸이 김원중
편 집 김현정, 심현정 | 디자인 옥미향 | 제 작 허석기 | 관 리 김선경
초판인쇄 2011년 3월 14일 | 초판발행 2011년 3월 18일
출판등록 제313-1998-169호(1998.8.27)

펴낸곳 상상클리닉 | 주 소 서울시 마포구 상수동 324-11
전 화 (02)325-5191 | 팩 스 (02)325-5008 | 홈페이지 http://smbooks.com
ISBN 978-89-6173-004-4　03510
값 13,000원

美^미 호흡 대작전

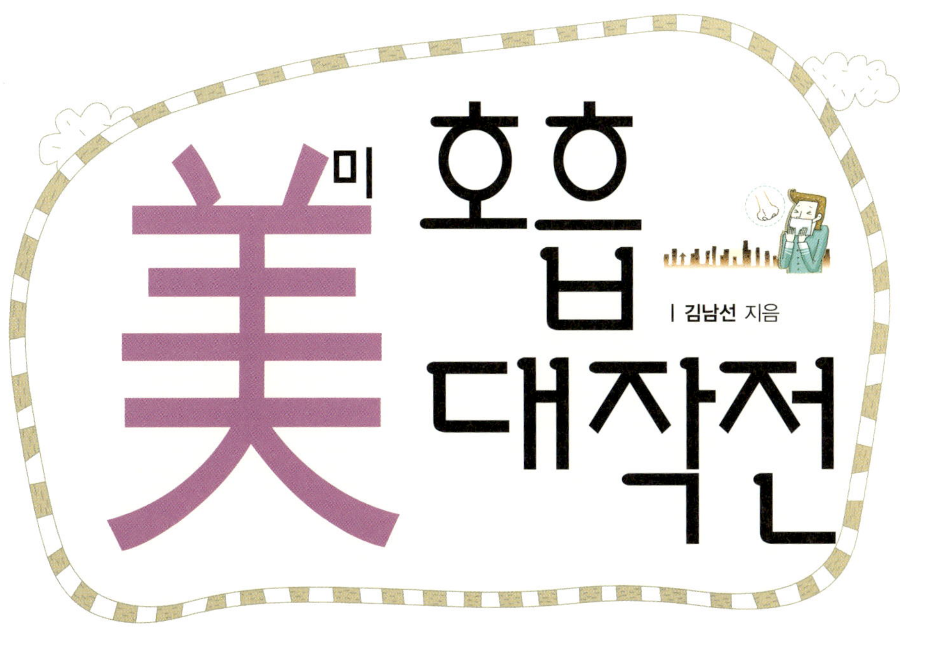

| 김남선 지음

상상
클리닉

김남선 원장은 우리나라 알레르기 비염 치료에 한 획을 그은 분이다. 한의학에서 한 질환만을 전문 분야로 정하고 외길을 걷기란 쉽지 않다.

김 원장의 마음을 붙든 건 어른이 보기에 별것 아닌 것 같은 코 질환이 아이들의 '천형'이 되고 있다는 사실이다. 다행히 그는 한방으로 알레르기 비염을 잡을 수 있는 소청룡탕을 찾아냈다. 이 처방은 지금 한방에선 고전이 됐다. 이후에도 그는 치료율을 높이기 위해 다양한 처방을 개발했다.

예컨대 항염·소염 작용이 있는 소건중탕에 조혈기능과 면역력을 높이는 녹용을 합방했다. 이 비방은 비염 때문에 키가 크지 못하고 면역력이 떨어지는 허약아를 도와주는 한편 아이들의 집중력을 높여 학업에 전념할 수 있도록 했다.

그의 처방은 또 비염에는 소청룡탕과 형개연교탕을, 기침·천식엔 맥문동탕, 아토피엔 보중익기탕과 황련해독탕 등을 가미하는 식으로 계속 진화하고 있다. 이른바 맞춤식 알레르기 치료를 구현하는 것이다. 여기에다 전자침과 바이콤 등의 치료를 통해 인체의 자생력을 높이는 시도를 하고 있다. 이런 노력은 모두 논문으로 집약돼 그는 매년 일본이나 대만 등지에서 열리는 국제동양의학학술대회에 참석해 발표를 한다.

요즘 그는 한 단계 더 나아가 아이들의 입호흡에 모든 열정을 쏟아붓고 있다. 이미 서양이나 일본에선 입호흡의 심각성을 인식해 입호흡을 코호흡으로 개선하려는 노력을 경주하고 있다.

김 원장이 이번에 집필한 『미美호흡 대작전』에는 건강을 해치는 입호흡의 문제점과 이를 개선하기 위한 다양한 치료법들, 그리고 생활습관 교정, 코호흡을 도와주는 기구들이 망라돼 있다.

‘호미로 막을 것을 가래로 막는다’ 는 말이 있다. 처음에는 대수롭지 않게 여겨지는 행동이라도 결과가 축적되면 평생 후회하는 나쁜 습관이 바로 입호흡이다. 이 책이 코 질환을 앓고 있거나 입호흡을 하는 아이들, 그리고 이런 아이들을 바라보며 안타까워하는 엄마들에게 좋은 치료지침서가 될 것으로 기대한다.

고종관
중앙일보 헬스미디어 대표, 의학전문기자

"도대체 뭘 추천하란 얘기지?"

이 글을 쓰기까지 나는 많이 망설였습니다. 코 박사, 김남선!

그의 이름만으로도 이미 기대감에 부풀어 있을 독자들이 많을 것

이란 생각이 들었기 때문입니다.

김남선 박사는 최근 31년 동안 알레르기성 비염과 천식 환자들을

돌봐왔습니다. 그동안 김 박사의 손을 거친 환자 수는 일일이 열거할 수

없을 만큼 많습니다. 해마다 수천 명의 알레르기성 비염, 천식 환자들이

그의 진료를 받고, 치유의 은혜를 경험했다고 입소문을 내고 있습니다.

말하자면 내가 "그는 참 좋은 한의사입니다"라고 너무도 당연한 소릴

하면, 김남선 박사의 한의원에서 고침을 받은 그 많은 환자(독자)들이

즉각 "그것을 말이라고 하세요?" 하고 핀잔을 주지 않을까 두려웠단

얘기입니다.

그렇다고 해도 이젠 어쩔 수 없습니다. 이왕 이렇게 된 것, 아무리

당연한 말일지라도 할 말은 해야 하겠습니다. 『미美호흡 대작전』의

저자 김남선 박사는 '좋은 의사', 즉 우리나라에서 손꼽히는 알레르기 질환 분야 명의 중 명의입니다.

내가 김남선 박사를 알고 지낸 지도 벌써 20년을 훌쩍 넘겼습니다. 그동안 그는 늘 한결같은 모습으로 내게 비쳐졌습니다. 김남선 박사는 항상 환자들의 고통을 어떻게든 줄여주기 위해 애쓰는 듯했거든요.

그리고 자신이 진료를 통해 얻은 지식과 경험을 환자들은 물론 다른 의료인들과 공유하기 위해 노력하는 자세가 보기에 좋았습니다. 이 책의 말미에 부록으로 첨부된 '코 질환 Q&A 그것이 알고 싶다'와 '코 박사 김남선 원장의 치료후기와 최신 눈문' 리스트는 그 결과물이라고 할 수 있습니다.

더욱 많은 사람들이 이 책을 읽고, 코 질환의 불편한 진실에 바짝 다가설 수 있게 되길 바랍니다.

이기수
국민일보 편집국 부국장, 의학전문기자
전 한국과학기자협회 회장

차가운 겨울도 이제 끄트머리만을 남겨 놓고 있습니다. 겨울 동안 웅크려 있던 만물이 애타게 기다리는 봄이건만, 봄이 오는 것이 달갑지 않는 사람들이 있습니다. 바로 코 알레르기가 있는 아이들입니다.

환절기가 되면 알레르기 환자가 급증합니다. 특히 알레르기 비염을 앓고 있는 아이들은 잠자리에 들 때나 아침에 일어날 때 코가 간질간질하고 줄줄 흐르는 맑은 콧물과 코막힘, 재채기, 두통 등의 증상에 시달립니다. 12세 미만 어린이의 절반 정도가 코 질환이 있다고 보고된 바처럼, 코 알레르기는 이제 남의 일이 아닙니다.

코 알레르기 문제가 심각한 것은 코 알레르기가 비단 코의 불편에만 그치지 않기 때문입니다.

코 알레르기는 아이의 정상적인 성장 · 발육을 방해하고 성적을 떨어뜨리며, 정서불안 또는 소심하거나 난폭한 성격 등의 성격장애를 일으킵니다. 더군다나 치아의 교합 이상을 초래해 주걱턱, 얼굴 좌우 비대칭, 얼굴이 아래위로 길어지는 말상형 얼굴 등 얼굴형을 망치고, 눈밑 다크서클은 물론 비만에 천식·축농증 등 만성병으로까지 발전할 수 있습니다.

이 책은 필자가 31년 동안 알레르기 비염 환자를 치료한 경험을 바탕으로 한 것입니다. 그동안의 연구결과와 세계 각국에서 발표한 논문과 강의를 종합하여 부모님이 아이의 단순한 감기로 가볍게 넘기기 쉬운 코 질환에 대한 이해와 예방 및 치료법 등에 중점을 두었습니다.

『미美호흡 대작전』이 코 알레르기로 고통을 받고 있는 아이들과, 그런 아이를 안타까운 심정으로 바라보고 있을 부모님에게 희망을 주는 책이 되기를 바랍니다.

2011년 3월 김남선

Contents

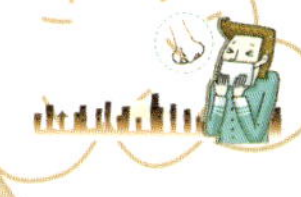

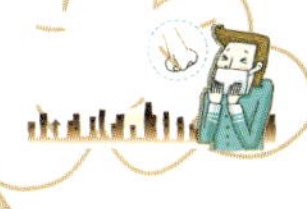

코가 시원해야 온몸이 개운해진다

코로 숨을 쉬는 것은 아이나 어른이나 남자나 여자를 가리지 않고 모두에게 중요하지만, 특히 성장기 아이들의 코막힘 증상은 더욱 나쁜 결과를 초래한다. 감기에 걸린 것도 아닌데 늘 코막힘을 호소하거나 콧물을 훌쩍거리는 아이에게 휴지를 내미는 것은 올바른 부모의 자세가 아니다. 아이의 코 알레르기 질환은 콧물과 코가 막히는 증상으로 시작해 나아가서는 정신과 몸에까지 이상을 가져오기 때문이다.

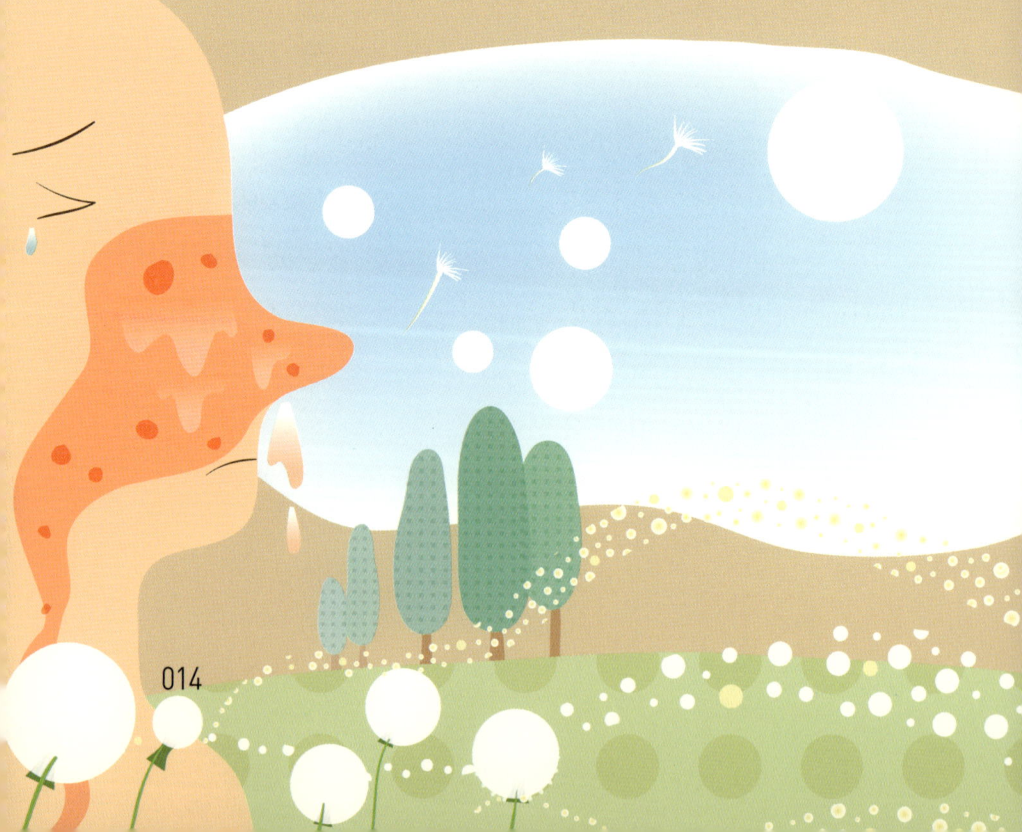

보이는 코가 전부가 아니야!

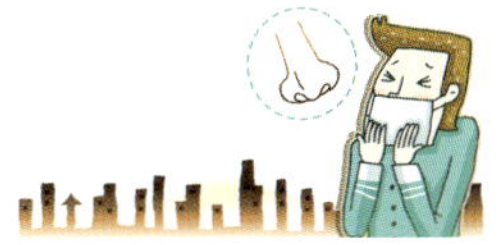

청년실업률이 하늘 높은 줄 모르고 치솟는 가운데, 면접관에게 좋은 인상을 주기 위한 노력이 계속되고 있다. '외모도 스펙'이라는 분위기 속에서 대학 졸업 시즌이 되면 성형외과가 문전성시를 이룬다. 그렇다면 사람의 첫인상을 결정하는 가장 중요한 부위는 어디일까? 바로 얼굴이다.

사람을 처음 만나면 누구나 얼굴을 보기 마련이다. 얼굴에서 인상을 좌우하는 가장 큰 부분은 눈이다. 그래서 연예인들이 가장 많이 하는 성형수술이 바로 쌍꺼풀 수술이다. 쌍꺼풀 수술에 이어 2위를 차지하는 성형수술은 바로 코 수술. 그런데 남자의 경우 성형 관심 1위를 차지하는 것은 쌍꺼풀이 아닌 코 수술이다. 코는 얼굴 전체를 볼 때 시선을 가장 먼저 받게 되는 곳이자, 입체감이나 윤곽을 결정해 사람의 인상과 분위기를 결정하기 때문이다.

코가 외모에 미치는 영향도 둘째가라면 서럽지만, 더 중요한 것은 기능이다. 코는 공기가 드나드는 숨길이자 냄새를 감지하는 곳이고 목소리를 제대로 내게 하는 역할도 한다. 5분 동안 눈이 보이지 않는다면 좀 불편하겠지만 5분 동안 가만히 있으면 된다. 마찬가지로 5분 정도 귀가 들리지 않는다거나 5분 정도 입으로 말하거나 먹지 않아도 생명에는 전혀 지장이 없다. 코가 5분 동안 숨을 쉬지 않아서 산소 공급이 중단되면? 뇌가 망가지기 시작한다. 10분 동안 숨을 쉬지 않으면? 사람은 생명을 잃는다. 코가 잠시라도 게으름을 피우면 사람은 죽게 되기에 코는 24시간 쉬지 않고 묵묵히 일을 해야만 한다.

얼굴의 중심인 코의 호흡 기능은 생명의 기본이다. 모든 사람은 엄마의 뱃속에서 태어나며 생애 첫 호흡을 울음으로 시작한다. 생명은 호흡과 함께 시작되고, 호흡을 멈추며 끝난다. 생명의 시작과 끝을 알리는 호흡을 담당하는 곳은 코. 그러므로 코의 건강은 무엇보다 중요하며, 다른 기관에도 많은 영향을 미친다.

높고 날렵한 코를 위해 너도 나도 수술을 하는 요즘이지만, 외모

는 그저 부모가 물려준 대로 손을 대지 않는 것이 좋다. 코를 높인답
시고 고치고 또 고치다가 합병증으로 평생을 후회하며 살 수도 있기
때문이다. 콧날이 높으나 낮으나 콧구멍이 크나 작으나, 코는 열심히
인체에 산소를 공급하고 있다. 따라서 우리는 코의 겉모습, 즉 외비外
鼻보다 코의 기능과 건강에 더욱 주의를 기울여야 한다.

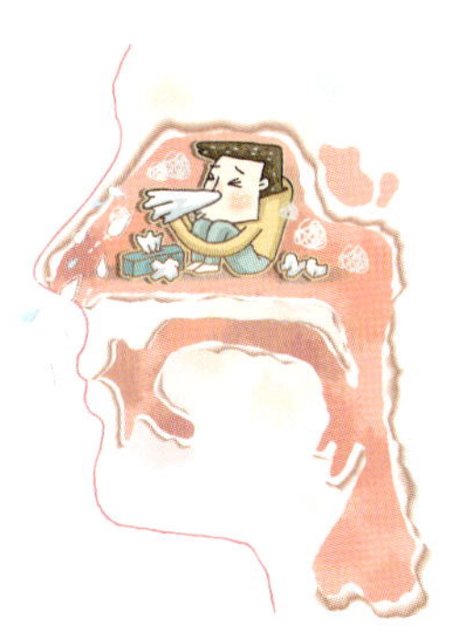

코는 밖으로 보이는 외비와 안쪽의 공
간인 비강鼻腔으로 나뉜다. 외비는 얼굴 중
앙에 삼각형 모양으로 돌출되어 있으며 콧
날과 콧등과 콧방울로 이루어져 있다. 코의
안쪽은 비강과 부비동으로 이루어져 있다.
비강은 양쪽 콧구멍 안쪽에서부터 목젖 뒤
쪽 비인강까지의 넓은 공간을 말하며, 부비
동은 코 주위의 뼈 안쪽에서 비강 주위를 둘러싸고 있는 네 쌍의 공
기 주머니를 말한다.

코를 아래쪽에서 보면 두 개의 콧구멍 사이를 가로막고 있는 중간
구조물인 비중격이 있다. 이 비중격이 콧구멍과 코 안을 좌우 두 부
분으로 나누고 이렇게 나뉜 비강은 코로 들이마신 공기의 통로가 되
는 것이다.

부비동은 코를 이루는 얼굴 주위 뼈 안의 공기 주머니이며, 뺨 부

위의 상악동, 이마 부위의 전두동, 양 눈 사이의 사골동, 콧구멍 제일
뒤쪽 뇌 속의 접형동이 있다.

　부비동은 태어날 때는 아주 작지만 성장하면서 점점 커져 사춘기
에 이르면 성장이 끝난다. 부비동은 각각 비강과 통하는 조그마한 구
멍이 있어 서로 연결되어 있다.

코는 숨만 쉰다고 생각해?

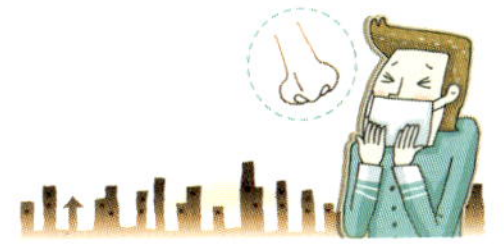

물론, 코의 가장 중요한 기능은 호흡이다. 코는 공기를 들이마셔 기관지로 들여보내는 통로 구실을 한다. 숨을 쉬지 못하면 산소를 공급받을 수 없고, 그러면 사람이 살 수가 없으므로 호흡은 무엇보다 중요하다. 그런데 여기서 한 가지 궁금증이 생긴다. "코가 막히면 입으로 숨 쉴 수 있는데?"라는 것이다.

물론 코가 막히거나 코에 병이 생겨 코로 숨을 쉬지 못할 때는 입으로 숨을 쉬기도 한다. 그러나 이것은 정상적인 호흡이라고 할 수 없다. 입으로 숨을 쉬면 코의 정화작용 없이 오염된 외부 공기를 그대로 들이마시게 되기 때문에 면역력이 약해지고 호흡기질환에도 잘 걸리게 된다. 따라서 입으로 숨 쉬는 버릇이 있는 사람은 빨리 코의 질환을 치료해 코로 숨을 쉴 수 있게 해야 한다.

냄새를 맡는 것도 코의 중요한 역할 중 하나이다. 후각 상피세포를 통해 들이마신 공기에 섞여 있는 냄새를 감지하는 기능으로, 코의 상부 약 50㎟ 넓이의 점막에서 담당하고 있다. 비강의 안쪽 위에는 직경 약 2cm의 후갑대가 있고, 여기에는 약 600만~1,000만 개의 후각신경이 있다. 10~60세까지는 후각 기능에 큰 변화가 없지만, 60세가 되면 후각은 빠른 속도로 둔화된다.

사람은 대개 4,000여 가지의 냄새를 식별할 수 있고, 훈련을 받으면 약 1만 가지의 냄새를 구별할 수 있다. 이렇게 보면 굉장히 다양한 냄새를 맡을 수 있는 것 같지만, 인류의 조상에 비하면 후각은 퇴화한 감각 중 하나이다. 농업으로 인류가 정착을 하고 수렵 시대의 막을 내림으로써 사람의 후각은 점점 퇴화됐는데, 사냥을 주업으로 하는 시베리아의 사냥꾼들은 지금도 밤에 냄새로 나무를 피해 다니며 숲속을 자유롭게 다닐 수 있다고 한다.

코는 목소리에도 관여한다. 코 안의 울림작용으로 성대에서 나온 음성이 변하기 때문이다. 코 주위의 뼈 안에는 부비동이라는 빈 공간이 있는데, 이곳은 코를 축축하게 해주고 소리를 울리게 하는 현악기의 울림통 역할을 한다. 말을 할 때 인두와 구강, 비강이 공명하면서 사람마다 서로 다른 음색과 목소리를 지니게 한다. 이 구조는 생후 7세까지는 완만하게 발달하다가 그 시기가 지나면 급속도로 발달해 변성기가 오는 12~14세에 거의 완성된다.

코는 또한 외부 공기를 흡입하며 온도와 습도도 조절한다. 비갑개의 점막에는 작은 혈관들이 가득 분포되어 있어 콧속으로 흡입되는 찬 공기나 더운 공기를 체온 수준으로 맞춰주는 역할을 한다. 코의 외측 벽에는 갑개골이라는 세 개의 돌기가 있는데, 여기에 있는 풍부한 모세혈관 덕분이다. 찬 공기가 들어오면 모세혈관의 혈액량이 증가하는데, 이를 통해 자연스럽게 열을 방출하는 표면적이 넓어져 콧속으로 들어온 공기가 따뜻해지는 것이다.

차가운 공기가 들어가 폐에 무리가 가지 않도록 코는 폐 안으로 들어가는 공기의 온도를 체온과 마찬가지인 30~32도로 조절한다. 따라서 겨울에 찬 공기를 들이마시든 여름에 더운 공기를 들이마시든, 우리 몸 안으로 들어오는 공기의 온도는 비슷하게 된다.

코가 습도를 조절하는 것은 폐와 관련이 있다. 폐는 75~80%의 습도를 좋아하는데, 이는 우리나라의 평균 습도에 비하면 상당히 높은 수치이다. 우리나라는 여름의 장마철을 제외하고는 습도가 60%를 넘어가는 시기가 아주 드물다. 더군다나 겨울은 상당히 건조하다.

그러나 걱정할 필요가 없다. 건조한 공기는 코 안의 점막에 의해 습기를 얻은 후 폐로 들어가기 때문이다. 비갑개 점막은 하루 1ℓ 이상의 수분을 공기로 방출하여 습도를 인체에 알맞게 조절한다.

코는 우리 몸의 공기 정화 필터 역할까지 한다. 공기 속에는 먼지나 세균이 둥둥 떠다니고 있는데, 코는 이런 것들을 걸러낸 후 한결 깨끗해진 공기를 몸속에 공급한다. 코에는 코털과 섬모가 있으며, 코의 벽은 점액을 분비하는 점막으로 되어 있다. 큰 이물질은 코털에 의해서 일차로 걸러지고, 코 안의 점액은 파리 잡는 끈끈이처럼 작용해서 코털이 미처 걸러내지 못한 세균과 미립자 등을 잡아낸다. 코는 들이마신 공기 속에 있는 세균이나 먼지를 포착해 체내로 들어가지 못하도록 하는 것이다. 콧물이 나거나 재채기를 하는 것은 이물질을 배출하려는 것으로, 반드시 있어야 할 생리작용이다.

콧속에서 분비되는 점액은 몇 시간 지나면 부패하기 때문에 20분마다 새롭게 만들어진다. 가습 및 정화작용을 위해 하루에 분비되는 콧속의 점액은 보통 700~1,000cc 정도가 된다. 점액에는 항바이러스 물질, 면역글로불린, 리소자임 등이 들어 있어서 항균작용을 한다.

이렇게 다양한 기능을 하는 코에 이상이 생기면 어떻게 될까?

요즘 많은 사람들이 골머리를 앓고 있는 비염을 살펴보자. 매연이나 황사 등 오래된 공해부터 비교적 최근에 주목받고 있는 새집증후군까지, 오염된 환경에 노출된 현대인들은 급성·만성 비염을 비롯해 여러 가지 코 질환을 호소하고 있다. 비염의 경우 급성과 만성, 알레르기성 등 원인과 증상에 따라 여러 가지로 나눌 수 있다.

급성 비염의 증상은 콧속의 충혈과 부종, 발열, 재채기, 콧물 등으로 코감기와 비슷한 증상을 보인다. 하지만 이런 증상이 3주 이상 계속된다면, 이는 단순히 코감기로 보고 치료할 것이 아니라 비염 치료를 받아야 한다.

급성 비염이 오래가면 만성 비염으로 발전할 가능성이 높다. 만성 비염은 먼지나 황사 등 오염물질이 많은 환경에서 발생하는데, 코가 심하게 막히고 누런 콧물이 나오며 냄새를 잘 맡지 못하게 된다.

알레르기 비염은 알레르기 질환 중 가장 흔한 것이다. 맑은 콧물, 코막힘, 재채기 등과 함께 결막과 인두의 가려움, 눈물, 부비강염 등의 증상이 나타난다. 알레르기 비염은 봄이나 가을에 잘 발생하는 계절성 질환으로, 나무, 잡초, 꽃가루와 곰팡이 등에 의해 생긴다. 흡연, 화장품, 먼지, 동물의 털 등의 자극으로 갑자기 기침과 콧물이 나오는 경우도 있다.

비염은 천식, 축농증, 아토피 피부염을 발생시키며, 뇌 기능 저하도 불러올 수 있다. 비염을 앓는 사람들은 스트레스가 심하고 피로를 사주 느끼는데, 이는 잠을 잘 때 코가 막혀 충분한 산소를 공급받지 못해 뇌 기능이 저하됐기 때문이다.

사람은 태어나면서부터 다양한 자극을 받는다. 보는 것, 듣는 것, 맛보는 것, 냄새 맡는 것, 피부로 느끼는 것 등의 경험을 통해 뇌의 기능은 점점 향상된다. 그런데 동물의 가장 원초적인 신경 기능인 후각의 저하는 뇌 기능 활성화에 장애가 될 수밖에 없다.

비염으로 코가 막히면 사람들은 입을 벌리고 숨을 쉬게 되어 있다. 입으로 숨을 쉬는 입호흡이 습관이 되면 얼굴형이 변한다. 입을 계속 벌리고 있으면 치아 교합도 변해 불균형을 이루게 되고, 코가 아니라 목으로 공기가 들어오기 때문에 잠결에 목구멍이나 입천장이 가려워 무의식적으로 턱을 움직여 이를 갈게 된다. 코가 건강하지 못하면 그 여파가 다른 기관에까지 미치는 것이다. 코는 얼굴의 중심일 뿐 아니라 건강의 중심이라고 할 수 있다.

코가 막히면 5불통^{不通}

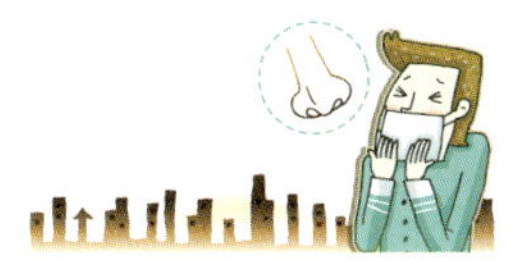

코로 숨을 쉬는 것은 아이나 어른이나 남자나 여자를 가리지 않고 모두에게 중요하지만, 특히 성장기 아이들의 코막힘 증상은 더욱 나쁜 결과를 초래한다. 감기에 걸린 것도 아닌데 늘 코막힘을 호소하거나 콧물을 훌쩍거리는 아이에게 휴지를 내미는 것은 올바른 부모의 자세가 아니다. 아이의 코 알레르기 질환은 콧물과 코가 막히는 증상으로 시작해 나아가서는 정신과 몸에까지 이상을 가져오기 때문이다.

6~18세 1,312명을 조사한 결과, 입호흡을 초래하는 가장 큰 원인이 알레르기 비염(60.2%)이었다. 대부분 알레르기 비염이나 축농증

등의 증상인 코막힘 때문에 어쩔 수 없이 입호흡을 하게 된 것이다. 코와 입은 분명 그 역할이 명백하게 구분되어 있다. 코가 숨을 쉰나면, 입은 밥을 먹는다. 양말을 손에 낄 수 있다 하여 장갑이라고 할 수 없는 것처럼, 입으로 숨을 쉴 수 있다고 해서 입을 호흡기관이라고 하지 않는다. 입호흡은 몸의 기능을 비정상적으로 사용하고 있는 것으로, 반드시 고쳐야 할 습관이다.

아이의 가벼운 감기 정도로 여기고 대수롭지 않게 생각하는 코 알레르기 질환은 아이의 정상적인 성장·발육을 저해하고, 성적을 떨어뜨리며, 정서불안 또는 소심하거나 난폭함 등의 성격장애를 초래한다. 더군다나 치아의 교합 이상으로 얼굴형을 망칠 뿐 아니라, 비만에 천식·축농증 등 만성병으로까지 발전할 수 있다.

코 질환이 일으킬 수 있는 문제는 첫째, 성장·발육의 문제다. 코 질환이 있는 아이들은 다른 아이들에 비해 성장·발육이 늦다. 코 알레르기가 있으면 콧속의 점막에 염증이 있어 코 점막이 늘 부어 있게 된다. 이로 인해 코로 숨을 쉬기가 어려워지는데, 이는 아이의 입맛을 떨어뜨리는 결과로 나타난다.

동물은 예로부터 냄새를 통해 먹어도 될 것과 먹으면 안 될 것을 판별하는 능력을 키워 왔기 때문에 냄새를 맡지 못하는 병에 걸리면 굶어 죽기까지 한다. 인간이 후각에 크게 의존하지 않는 지금까지도 코가 막혀 냄새를 잘 맡지 못하면 입맛이 떨어지고, 밥을 잘 먹지 않아 영양 상태가 나빠지게 된다. 무럭무럭 자라야 할 성장기의 아이가 밥을 제대로 먹지 않는다면 성장·발육이 나빠지는 것이 당연한 수순이다.

코 질환이 있으면 둘째, 머리가 나빠지고 성적이 떨어진다. 코가 막혀 입으로 숨을 쉬는 것이 습관이 되면 머리가 무겁고 아파 집중력이 떨어지고 기억력도 감퇴된다. 한참 공부에 열중해야 할 나이에 코로 호흡이 제대로 되지 않아 학습에 지장이 오는 것이다. 코가 건강해야 맑은 머리로 공부할 수 있고 집중력도 높아져 성적도 따라 오르게 된다.

코의 알레르기는 셋째, 아이의 성격에도 영향을 미친다. 콧물, 재채기, 코막힘으로 주의가 산만해지면서 아이들은 부모의 기대를 저버리고 전혀 엉뚱한 방향으로 나갈 수 있다. 또한 선생님이나 부모의 말을 잘 듣지 않는 난폭하고 반항적인 아이로 변할 수 있다. 반대로 소심해지고 우울한 성격의 원인이 되기도 한다. 잦은 콧물과 재채기는 사람들 앞에 자신 있게 나서지 못하고 피하게 만듦으로써 아이의 대인관계를 망치게 될 수도 있다.

코 질환은 넷째, 아이의 외모에도 악영향을 준다. 코 알레르기가 몇 년씩 지속되다 보면 아이들은 코로 숨을 쉬지 못하고 입으로 숨을 쉬는 입호흡을 하게 된다. 이로 인해 턱과 입은 비정상적으로 튀어나오게 되고, 치아가 들쑥날쑥하게 된다. 잦은 코막힘은 치아의 부정교합은 물론 얼굴형까지 바꾸어 주걱턱 등의 외모를 초래한다. 코로 인한 다양한 스트레스로 소아비만이 올 수 있다는 사실도 간과할 수 없다.

코 질환은 다섯째, 만성질환으로 발전하기도 쉽다. 알레르기 비염이 지속되면 염증이 코 주위에 있는 부비동으로 확산되어 부비동에

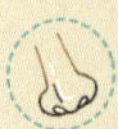

간단한 코세척법

치아 건강을 위해 하루 3번씩 이를 닦듯이, 코도 식염수로 세척하는 것이다. 흔히 이를 닦을 때 3·3·3 법칙이라는 말을 쓴다. 매일 3회, 식후 3분 안에, 3분씩 이를 닦는다는 것이다. 코 세척도 비슷하다. 하루 3회, 3분씩 식염수로 세척하면 되는 것이다.

비강세척은 돈도 들지 않고 부작용도 없다. 비강세척을 하면 목 뒤로 넘어가는 콧물이나 코를 막아 숨쉬기 힘들게 만드는 점액을 깨끗이 씻어낼 수 있다. 점액과 함께 콧속 조직에 염증을 일으키는 찌꺼기(세균, 곰팡이, 먼지, 코딱지, 기타 자극물질들)들도 모두 씻어낼 수 있다.

미국 의대의 한 보고에 따르면 알레르기 비염, 축농증 환자가 6주간의 코 세척 후 재채기와 콧물 등이 현저하게 줄어들었다고 한다. 코막힘으로 고생하고 있다면, 비강세척을 양치질처럼 생활의 일부로 삼으라고 권하고 싶다. 비강세척을 통해 코호흡을 할 수 있는 공간이 활짝 열리는 것이다.

고름이 생겨 만성 축농증이 된다. 또한 코의 농이 목으로 넘어가 기관지를 자극하여 만성 기침이 생기게 된다. 만성 기침은 천식으로 진행되기도 하는데, 고질적인 천식이 되면 치료가 어렵다.

단순이 콧물이나 좀 훌쩍거리고 재채기나 나면서 끝날 것 같던 아이의 코 알레르기. 그러나 부모는 코 알레르기가 이처럼 아이의 전체 인생에 다양한 방식으로 어두운 그림자를 드리울 수 있다는 사실을 정확히 인식해야 한다.

바른 호흡이 면역력을 기른다

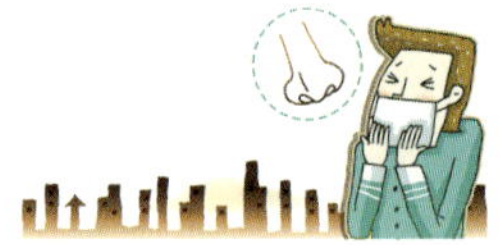

병에 걸리는 걸 좋아할 사람은 아무도 없다. 병에 걸려 치료를 한다는 건 엄밀히 말하면 소 잃고 외양간 고치는 격이다. 우리는 소가 얌전히 외양간 안에 있을 때 외양간을 더욱 튼튼히 보수하여 소를 잃어버리지 않도록 해야 한다. 건강을 잃고 나서 후회하지 말고, 건강할 때 지켜야 한다는 것이다.

걸린 병을 치료하는 것보다 건강할 때 병에 걸리지 않게 하는 것이 훨씬 쉽고 유익한 일이다. 이런 측면에서 면역력이 중요하다는 말을 많이들 한다. 면역력免疫力이란 말 그대로 '병을 면하게 해주는 힘'

이다. 그렇다면 이 면역력은 어디에서 오는 것일까?

아이일 때를 생각해보자. 아이는 생후 6개월이 넘어가면서 모체로부터 받은 면역력이 떨어지게 된다. 생후 6개월이 지나면 각종 세균과 바이러스의 공격을 막아내는 힘이 점점 떨어진다는 것이다. 이제 아이는 엄마가 물려준 낡은 면역력 대신 자체·면역 시스템을 만들어내야 한다. 이 일이 이루어지는 시기는 생후 6개월부터 만 3세까지. 이때를 1차 면역형성기라고 부른다.

1차 면역형성기에는 아이의 몸에서 성인의 90%에 가까운 면역물질이 생성되어 기본적인 체내 면역체계를 이룬다. 이 시기는 아이가 앞으로 성장하면서 알레르기성 비염이나 아토피, 천식 등의 알레르기 질환을 앓게 되느냐 마느냐를 결정하는 중요한 시기이다. 면역체계의 형성이 늦거나 약하더라도 이 시기에 적절한 치료를 해준다면 쉽게 복구할 수 있다. 이 시기에 성공적인 면역체계 형성이 이루어진다면 아이의 성장이나 몸속 기관들의 발달도 잘 이루어진다. 알레르기 질환에 걸릴 확률이 현저히 낮아지는 건 두말할 것도 없다.

이때 제대로 면역체계를 구축하지 못했더라도 아직 기회는 있다. 사춘기 이전까지의 2차 면역형성기가 있기 때문이다. 이때는 성숙한 면역체계를 갖추기 위한 기초를 다지는 시기다. 하지만 이 시기에도 면역체계 구축에 실패한다면, 비염, 천식, 아토피 등의 알레르기 질환과 오랜 시간 전쟁을 치를 각오를 해야 할 것이다.

코 알레르기는 알레르기 질환 중 가장 귀찮은 병으로 꼽힌다. 콧물과 재채기는 물론, 여러 가지 증상들이 쉴 새 없이 몸을 괴롭힌다. 코가 간질간질해서 손은 자꾸 코로 향하고, 눈 결막은 충혈되고 가렵다. 코피도 난다. 심하면 기관지천식, 아토피성 피부염, 알레르기성 결막염 등으로 이어질 수도 있다.

무엇보다 코 알레르기의 심각한 문제는 입호흡을 유발한다는 것이다. 조사에 의하면 성인 열 명 중 한 명은 코 알레르기 증상을 보이고, 아이들 열 명 중 세 명은 코 알레르기를 가지고 있다. 아이들의 코가 점점 약해지고 있는 것이다. 면역력의 약화로 알레르기 질환을 겪는 아이들이 늘어나는 것은 입호흡과 밀접한 관계가 있다. 꽃가루 알레르기를 통해 간단히 살펴보자.

꽃가루 알레르기는 식물의 꽃가루가 원인이 되어 생기는 계절성 알레르기의 하나로, 꽃이 피는 3~4월에 두드러지게 나타난다. 일반적으로 코나 눈에 증상이 집중되어 코가 가렵고 재채기와 콧물, 코막힘, 결막 충혈과 간지러움, 잦은 눈물 등 감기와 유사한 증상을 보인다. 목이나 기관지, 귀, 피부에 염증이나 가려움증이 나타나기도 하고, 머리가 무겁거나 권태감 등의 불쾌한 기분을 동반하기도 한다.

꽃가루의 성분은 이종단백질의 일종으로, 이것이 우리 몸에 침투

하면 백혈구가 잡아먹어버린다. 면역력이 강하면 꽃가루의 침투 따위는 아무 문제를 일으키지 않는다는 것이다. 꽃가루 알레르기에 시달리는 사람들은 면역력이 약한 사람들이다. 입호흡이야말로 면역력을 떨어뜨리는 주범이다.

코의 안쪽에 있는 아데노이드는 공기 중의 미균을 담당하고, 입안에 있는 편도는 음식 속에 있는 세균을 담당한다. 공기 중을 떠도는 인플루엔자는 아데노이드가, 음식물 중의 잡균은 목의 편도가 퇴치하는 것이다. 이를 바꾸어 생각해보면, 입에는 공기 중의 미균이나 이물질을 걸러줄 장치가 없다는 뜻이다. 그러니 입으로 호흡을 하게 되면 문제가 발생할 수밖에 없다.

가장 먼저 나빠지는 것은 편도와 폐다. 입에는 코의 기능인 공기 정화나 온도·습도의 조절기능이 따로 없기 때문에 먼지나 세균이 섞인 공기나 차고 건조한 공기가 그대로 편도나 폐에 들어가게 된다. 편도는 공기에 섞여 들어오는 세균과 먼지의 공격을 받아 약해진다. 더욱이 입안이 건조한 공기에 그대로 노출되어 침의 분비가 적어지기 때문에 편도는 바짝 말라버리기까지 한다. 습한 상태를 유지해야 제 기능을 발휘할 수 있는 편도가 힘을 잃어버리는 것이다. 침에도 면역물질이 함유되어 있지만, 건조한 공기로 입이 말라버린다는 것은 입안의 방어체계가 모두 무너져버렸다는 의미다. 그 결과 편도는 만성적인 감염을 일으켜 미균의 보금자리가 되어버리는 것이다.

폐에서 가스교환을 맡고 있는 폐포는 건조한 공기로는 제대로 기능을 발휘하지 못한다. 건조한 공기가 계속 몸속으로 들어가게 되면 폐포는 자극을 받고, 심하면 천식이나 간질성 폐렴이 될 위험까지 있다.

입호흡이 습관이 되면 자연히 코호흡이 줄어들게 된다. 사용하지 않는 기관의 기능은 점점 떨어지기 마련이다. 코의 기능이 떨어져서 생기는 현상 중 하나가 콧물이 말라버리는 것. 콧속은 언제나 촉촉한 상태를 유지해야 한다.

콧물을 흘리는 것을 더럽고 칠칠맞은 일로 생각하기 쉽지만, 콧물을 흘린다는 건 재채기와 함께 코호흡으로 걸러진 이물질이 밖으로 배출되는 현상이다. 그런데 콧물을 흘리지 않는다는 것은 코를 사용하지 않는다는 말과도 통한다. 코로 호흡을 하지 않으면 콧물도 나오지 않고, 콧속의 공기가 건조해져 코의 점막을 덮고 있는 분비물이 딱지처럼 딱딱해져 염증을 일으킬 수도 있다.

코에 있는 아데노이드도 악영향을 받는다. 외부에서 공기가 들어가지 않기 때문에 움직임이 약해지다가 활동조차 멈추게 된다. 힘을 잃어버린 아데노이드는 입의 편도처럼 미균의 온상이 되어버리고 마는 것이다.

가장 간단한 감기와 면역력을 생각해보자. 감기에 걸렸다는 건 몸 속에 침투한 감기 바이러스를 인체 면역 시스템이 충분히 막아내지 못했다는 뜻이다. "간단한 감기야 약 먹으면 치료되는데 뭐가 문제냐"고 하는 건 틀렸다. 감기를 치료할 수 있는 약은 세상에 없다. 우리가 감기약이라고 먹는 건 콧물과 기침을 멎게 하고 가래를 삭이며 열을 내리는 약들이다. 감기 바이러스를 퇴치하는 것이 아니라, 감기 바이러스가 나타내는 여러 증상을 완화시켜주는 처방일 뿐이다. 증상을 완화시키면서 그저 자연히 낫기를 기다릴 뿐이다.

상처와 면역력은 어떨까? 어렸을 적, 상처가 나면 어머니는 정성껏 '빨간 약'을 발라주었다. 요즘은 연고를 바르고 반창고를 붙인다. 그런데 그 빨간 약이나 연고나 반창고는 상처를 치료하는 약이 아니다. 상처 부위를 소독해 2차 감염을 막아주는 역할을 할 뿐이다. 상처가 빨리 아물고 다시 원래대로 돌아오는 데 필요한 것은 건강한 몸, 강한 면역력인 것이다.

우리는 흔히 "약발이 안 받는다"는 말을 한다. 이는 이미 체내의 면역력이 낮아질 대로 낮아져 약을 먹어도 효과가 없다는 것이다. 이런 사람은 간단한 병도 오래 앓고, 합병증에 시달리기도 한다. 코호흡이야말로 우리 몸의 면역력을 강하게 하는 기본이다. 호흡만 바르게 해도 건강의 기본을 굳건히 할 수 있는 것이다.

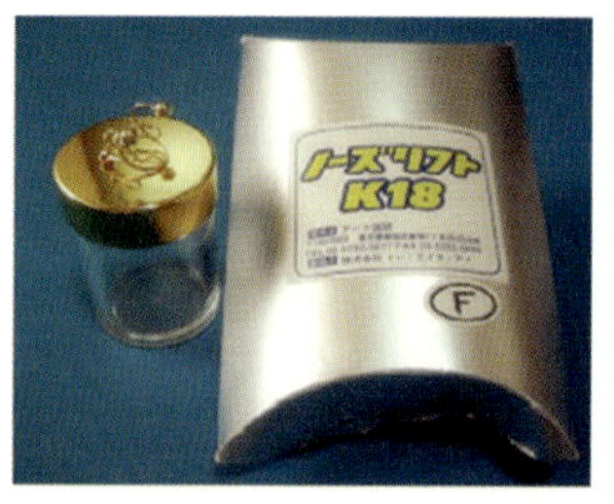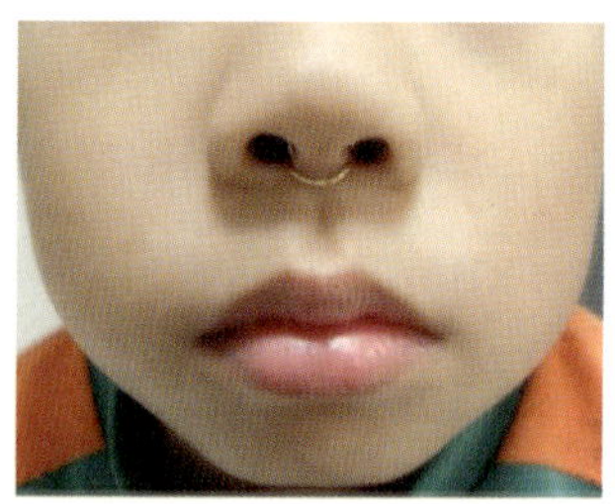

노즈 리프트(Nose Lift)
콧속에 넣어서 비강을 넓혀 호흡을 편하게 해주는 기구

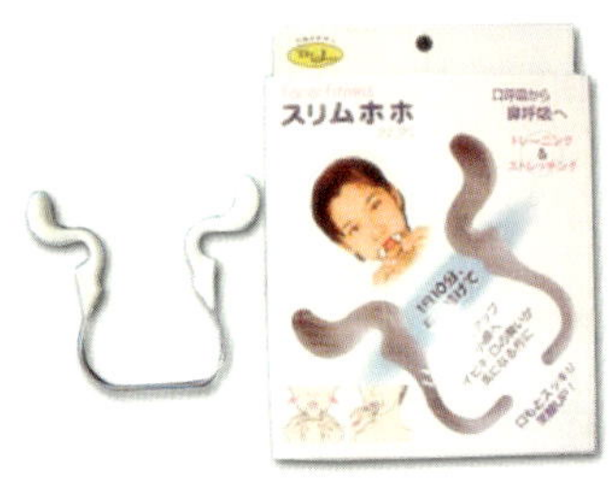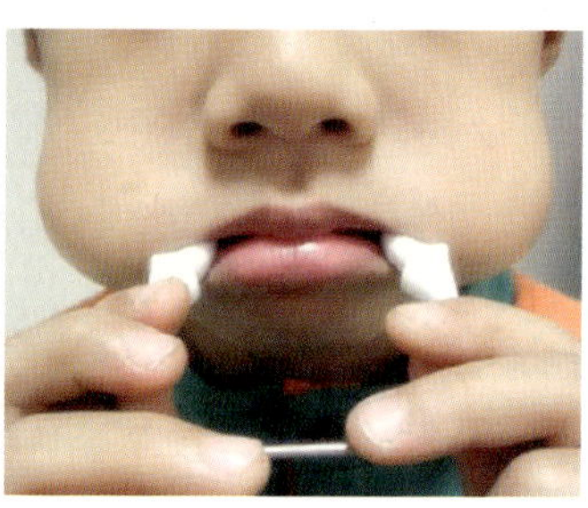

슬림호호(Inlips)
입 근육인 입둘레근(구륜근)과 볼 근육인 볼근(협근)을 긴장시켜주는 기구

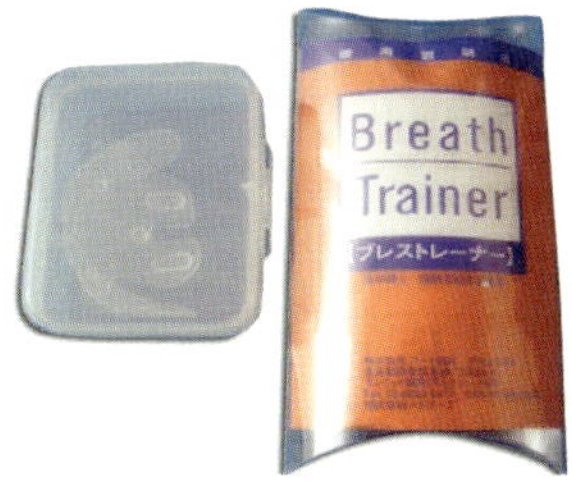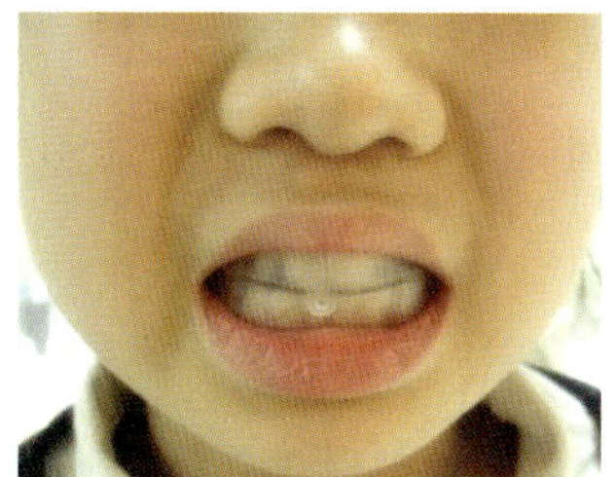

브레스 트레이너(Breath Trainer)
치아가 벌어지지 않게 하는 기구

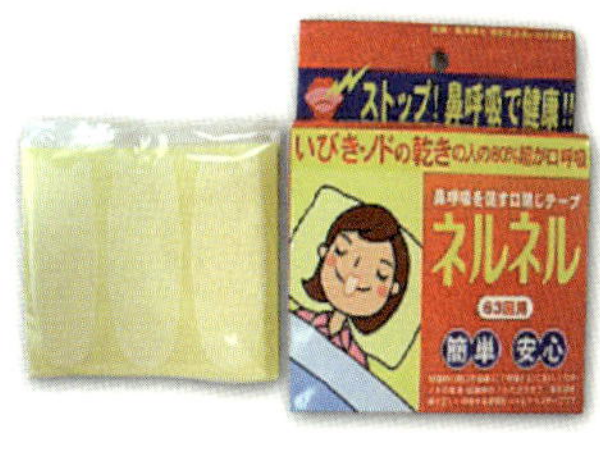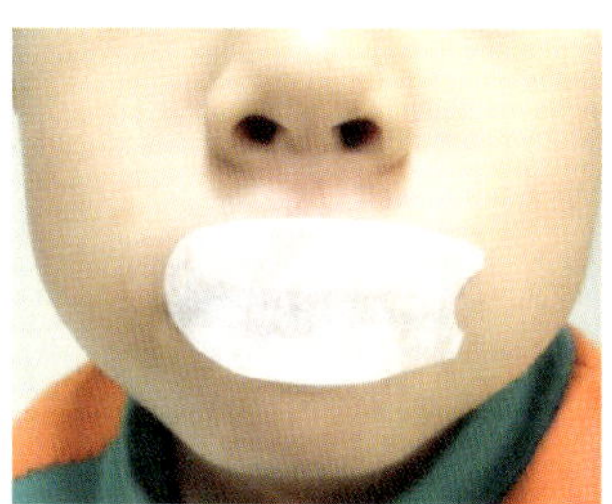

입술 테이프(Lip Tape)
입이 열리지 않게 하는 테이프

CHECKLIST A-TYPE

☐ 늘 맑은 콧물이 흐른다. 또는 코가 뒤로 넘어가는지 킁킁거린다.

☐ 아침의 재채기로 하루가 시작된다. 또는 조금만 차가운 바람을 쐬면 연달아 재채기를 한다.

☐ 콧속이 답답한지 코를 자주 만지고 손등으로 비빈다. 입과 코 주변 근육을 자주 움직이거나 실룩인다.

☐ 밤중에 코막힘, 코골이가 심한 편이다. 특히 감기에 걸리면 코막힘이 더 심해져 입으로 숨을 쉰다.

'그렇다'라고 체크된 항목이 2개 이상이라면 알레르기성 비염일 가능성이 높고 전문적인 치료가 필요하다.

CHECKLIST B-TYPE

☐ 가족 중에 비염, 천식, 아토피성 피부염 같은 알레르기 질환을 앓는 사람이 있다.

☐ 어릴 때 태열이 있었거나 지금 아토피성 피부염이 있다.

☐ 알레르기성 결막염 진단을 받았다.

☐ 집먼지진드기(또는 꽃가루) 알레르기가 있다.

☐ 눈 주변이 자주 붉어지고 흰 각질이 일어나며, 특히 환절기에 눈을 자주 비빈다. 또는 눈이 잘 충혈되고 눈곱도 자주 낀다.

☐ 감기에 걸리면 늘 코감기 증상만 보인다. 또는 코감기가 오래되어 축농증이나 중이염이 되는 경우가 많고 장염도 자주 걸린다.

☐ 습관적으로 코를 후비고 코피가 잘 난다.

☐ 양치질을 해도 입 냄새가 심하다. 또는 냄새에 민감하고 차멀미를 잘 한다.

☐ 이유 없이 머리가 아프다는 말을 종종 한다.

☐ 평소 자세가 구부정하고, 만져보면 어깨 근육이 많이 뭉쳐 있다.

☐ 감기 걸린 것도 아닌데 자면서, 또는 아침에 일어나 가래를 뱉고 기침을 자주 하는 편이다.

알레르기성 비염에 흔히 수반되는 증상이다.
3~4개 이상 해당된다면 알레르기 체질 가능성이 높기 때문에 예방 차원에서 전문적인 진료 및 가정 내 관리가 필요하다.

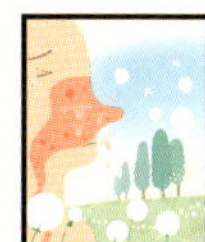

우리 아이, 잘 크고 있나요?

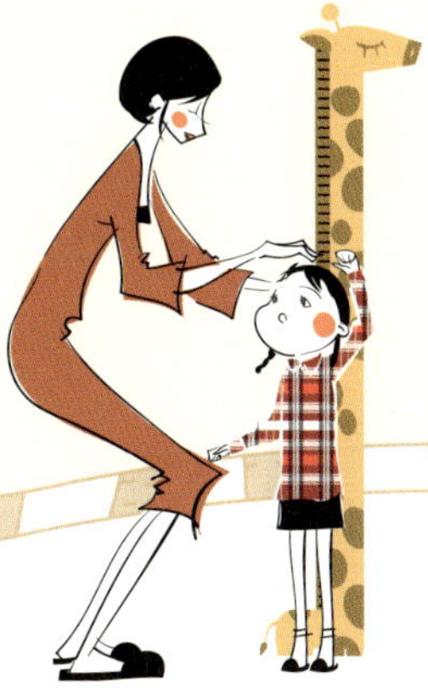

저성장, 건강에 켜진 적신호

성장한다는 건 키가 크고 체중이 늘어나는 것으로, 우리 몸의 세포의 수가 양적으로 증가하는 것이다. 성장은 유전이나 호르몬, 영양 등 여러 가지에 영향을 받으며, 주로 초등학교와 중학교 때 가장 왕성하다.

세계는 넓고 사람은 많은 만큼, 우리 주변에도 각양각색의 다양한 사람들이 존재한다. 뚱뚱한 사람이 있는가 하면, 홀쭉한 사람도 있고, 키가 큰 사람이 있는가 하면 키가 작은 사람도 있다. 그래도 해마다 아이들의 평균키는 커지고 체형도 점점 서구적으로 변해 팔다리가 길고 늘씬한 아이들을 주변에서 흔히 볼 수 있게 됐다.

하지만 주변에는 여전히 작은 키와 볼품없는 체격으로 고민하는 사람들이 적지 않다. 당사자도 걱정이 이만저만이 아니지만, 성장이 느린 아이의 부모들도 고민이 깊다. 아이가 또래들 사이에서 열등감이나 소외감을 느낄까 걱정스러운 것이다.

성장한다는 건 쉽게 말해 키가 크고 체중이 늘어나는 것으로, 우리 몸의 세포의 수가 양적으로 증가하는 것이다. 성장은 유전이나 호르몬, 영양 등 여러 가지에 영향을 받으며, 주로 초등학교와 중학교 때 가장 왕성하다.

한창 성장이 왕성한 어린이나 청소년들은 나이에 따라서 성장 속도가 달라지기 때문에 매년 성장 속도를 측정해 같은 또래의 키, 몸무게와 비교해보면 자신의 아이가 어느 정도인지 알아보기 쉽다. 정상적인 성장 속도라면 사춘기에 접어들면서 가파르게 성장하고, 서서히 속도가 줄어서 성장을 멈추게 된다.

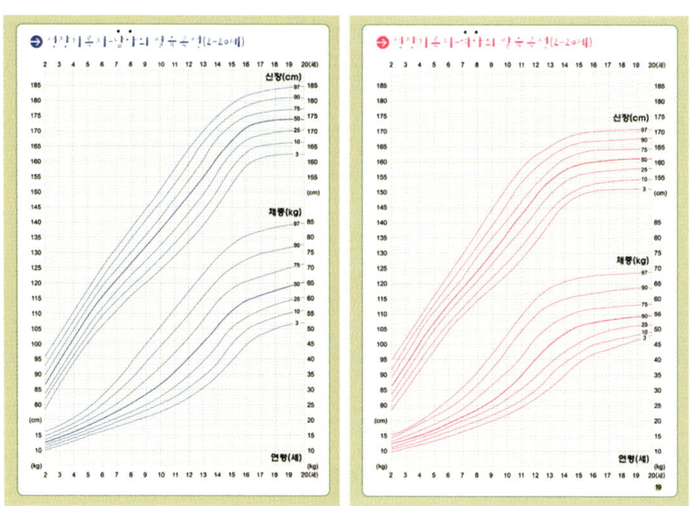

아이는 태어나서 두 번의 급성장기를 맞는다. 생후 1개월부터 2년까지를 제1급성장기라고 부른다. 이때 아이는 눈에 띄게 자라 3~4세부터 6세까지는 평균 4~5㎝씩 자란다. 제2급성장기는 사춘기, 즉 여자는 10~11세, 남자는 13~14세 전후까지 매년 4~6㎝ 정도의 속도로 성장한다. 15세쯤 되면 1년에 평균 5㎝ 정도 자라며, 16세 이후부터는 1년에 3㎝ 정도만 큰다. 어린이의 키는 15세까지는 보통 1년에 5㎝ 이상 자란다는 것이다.

아이의 키가 또래보다 작게 느껴진다면 고민만 할 것이 아니라 관심을 갖고 성장 속도를 체크하고, 실제로 성장이 평균치에 크게 미치지 못할 때는 병원을 찾아 성장이 제대로 안 되고 있는 원인을 밝혀야 한다. 그러나 키가 또래집단에 비해 작다고 무조건 걱정할 일은 아니다. 정말 걱정스러운 저성장은 키가 또래집단 평균치의 3% 미만에 드는 아이이다. 같은 나이의 100명 중에서 가장 작은 3명을 왜소증 또는 성장부진으로 판단하는 것이다.

하지만 왜소증까지는 아니더라도 또래보다 키가 작은 상태에서 식욕부진, 소화불량, 복통, 설사, 변비, 잦은 호흡기 질환(단, 알레르기성 비염은 제외) 등이 있으면 추후 병적인 성장부진으로 이어질 수 있기 때문에 아이의 성장과 전반적인 건강 상태를 정확히 체크해두어야 한다.

저성장에 대한 정확한 진단을 하기 위해서는 혈액, 갑상선 기능, 간 기능, 신장 기능, 염색체, 소변, 방사선 등의 기초검사를 해야 한다. 성장호르몬 검사를 실시하기도 한다. 그밖에 기의 흐름을 측정하는 검사도 활용된다.

어린이들의 작은 키는 유전적 요인보다 환경적인 요인이 크다. 부모들은 아이의 작은 키에만 집중하기 쉽지만, 성장부진은 아이의 건강 전반에 켜진 적신호 차원에서 접근해야 한다.

원인 찾기가 우선이다

코 알레르기가 있는 아이들은 성장·발육이 늦다. 콧속 점막에 염증이 있어 늘 부어 있기 때문에 코호흡이 힘들어지면 냄새를 잘 맡지 못하게 되고, 자연히 입맛이 없어 식욕이 떨어진다.

키가 안 크는 요인은 크게 선천적인 요인과 후천적인 요인으로 나눌 수 있다. 선천적인 것으로는 유전이 많이 좌우한다. 아빠 키가 166㎝, 엄마 키가 156㎝ 이하면 자녀에게 성장 장애나 성장 지연이 일어날 수 있다. 이밖에 임신 중 엄마의 신체적·정신적 건강 상태도 아이의 선천적인 성장 조건을 좌우한다.

후천적인 요인으로는 운동 부족, 인스턴트 음식으로 인한 영양 부족, 주위 환경, 정서, 잦은 병치레, 수면 부족 등을 꼽을 수 있다. 이러한 원인들이 인체 내 불균형을 초래해 성장호르몬 분비를 감소시키고, 골격과 내장 기관에 발육 장애를 일으켜 성장 장애를 일으키게 되며, 면역 능력 저하까지 초래한다.

일반적으로 키가 또래보다 잘 자라지 않는 현상을 한방에서는 오지五遲 또는 오연五軟이라고 한다. 작은 키는 성장호르몬 계통의 이상이나 유전적 요인보다는 성장을 억제하는 질병이 원인인 경우가 더 많다. 알레르기성 비염, 편도선염, 축농증 등의 이비인후과 질환과 만성 변비 및 설사, 편식, 소화기질환, 피부질환, 비만이나 학습 장애 등은 성장을 방해하는 원인이 된다. 이런 외적 요인들은 지속적으로 성장에 장애를 일으키는데, 이 문제가 사라지면 그만큼 순식간에 자라기도 한다.

아이의 말소리도 유심히 들어야 한다. 코맹맹이 소리를 내는 아이는 코 알레르기가 있다는 뜻이다. 코 알레르기가 있는 아이들은 성장·발육이 늦다. 콧속 점막에 염증이 있어 늘 부어 있기 때문에 코 호흡이 힘들어지면 냄새를 잘 맡지 못하게 되고, 자연히 입맛이 없어 식욕이 떨어진다. 영양 상태가 좋지 않거나 몸이 약해지는 것이 수순이다. 성장기 어린이들에게 충분한 영양이 공급되지 않는다는 것은 곧 성장 장애를 의미한다.

키는 평생 동안 자라는 것이 아니기 때문에 성장기를 놓치고 후회해도 소용이 없다. 남자는 만 17세, 여자는 만 15세 정도가 되면 더

이싱 잘 자라지 않는다. 팔과 다리 등 긴 뼈의 끝에 있는 성장판은 사춘기가 끝나고 2년 정도가 지나면, 그리고 성호르몬이 분비되면 닫히기 시작한다. 그러므로 그 이전에 치료를 받는 것이 무엇보다 중요하다.

성장 치료를 할 때는 개개인의 원인과 체질에 맞게 한약을 처방한다. 계절적인 요인도 고려해야 한다. 봄과 여름은 아이들의 성장 · 발육을 가장 효과적으로 도와줄 수 있는 적기이다. 가장 중요한 건 성장을 가로막는 원인을 정확히 찾아내는 것이다. 키가 크지 않는 데는 아이마다 체질에 따른 문제점이 있으므로, 단순히 키가 작다는 사실에만 연연하지 말고 우리 아이에게 어떤 문제점이 있는지부터 꼼꼼히 살펴보는 지혜가 요구된다.

아이의 성장이 순조롭지 않다면, 아이가 키 때문에 고민하고 있다면, 혹시 다음과 같은 문제점이 있는 것은 아닌지 꼼꼼히 살펴보자.

Check 1 아이가 자면서 식은땀을 많이 흘린다?

적당한 땀은 체온 조절과 노폐물 배설을 돕지만, 지나치게 흘리는 땀은 뼈 속으로 들어가야 할 진액(영양분)이 몸 밖으로 빠져 나가는 현상이므로 성장 · 발육을 저해한다. 침을 너무 많이 흘리는 것도 마찬가지다. 진액이 샐 때는 이진탕에 승마, 백작약, 황련, 치자, 신곡 등을 가미해서 처방한다.

 안색이 나쁘고 입맛도 없고 잔병이 많다?

이는 기혈이 부족하기 때문이다. 기혈이 부족하면 아이들은 안색도 나빠지고 잘 먹지도 않는다. 편식을 심하게 하는 아이는 특별히 더 조심해야 한다. 이때는 무엇보다 기혈을 북돋워줘야 한다. 기혈을 북돋는다는 것은 남자아이는 심폐 기능을 튼튼하게 해서 싹이 잘 돋아나게 하고, 여자아이는 허리 아래 다리를 보강해서 키를 크게 한다는 뜻이다. 팔진탕을 체질에 맞게 가감해서 투여하면 좋은 효과를 볼 수 있다.

 늦게까지 오줌을 싸거나 소변을 너무 자주 보고 다리나 허리가 아프다?

이런 증상은 코가 짧으면서 콧구멍이 밖에서 들여다보이는 아이들에게 많이 나타난다. 이는 뿌리 자체가 약한 것이 원인으로, 가감지황탕이나 육미지황탕, 가감팔미탕 등을 체질에 따라 처방하면 약했던 뿌리가 튼튼해지면서 키가 크게 된다. 게다가 다리가 아프거나 소변을 자주 보는 증상들도 동시에 사라지면서 건강해진다.

 손발이 유난히 차거나 입술이 푸르고 좌우 음낭의 크기가 다르다?

이것은 몸이 냉(冷)하다는 표시이다. 몸이 냉하면 인체의 모든 조직이 차기 때문에 오장육부의 기능이 원활하지 못하고, 자연히 성장·발육이 더딜 수밖에 없다. 특히 배 아프다는 소리를 자주 하는 아이들 가운데 허랭虛冷이 원인인 경우에는 이를 제대로 치료해주면 건강도 회복되고 키도 훌쩍 크게 된다.

Check⁵ 눈동자에 힘이 없으면서 졸린 듯하고 조금만 움직이면 숨이 차고 늘 말소리가 약하고 기운이 없다?

기氣가 허한 아이들은 얼굴빛이 창백하면서 기운이 없고 쉽게 지치는데, 이것이 바로 키가 크지 못하는 원인으로 작용한다.

Check⁶ 다른 아이들에 비해 말이나 걸음이 너무 늦다?

일반적으로 말이나 걸음이 늦어지는 것을 대수롭지 않게 여기는 경향이 있지만, 이는 근본 바탕이 허약할 때 나타나는 현상일 수 있기 때문에 쉽게 생각해서는 안 된다. 대체로 말이나 걸음이 늦되는 아이들은 겁이 많으며 태열도 심한 편에 속하고 변비를 앓고 있는 경우가 많다. 육미지황탕과 보중익기탕 등을 체질에 맞게 투여하면 원기를 돋우고 근본 바탕을 튼튼히 해주므로 잔병치레도 줄어들고 발육 상태도 좋아진다.

Check⁷ 밥을 먹을 때마다 깨작거리고 밥알을 센다?

아이들은 먹는 대로 큰다고 한다. 그런데 아무리 야단을 쳐도 잘 먹지 않는 아이들이 있다. 대개 입이 작고 입술이 얇게 생긴 아이는 씹어 먹는 것에 도통 취미가 없다. 반면에 입이 크고 입술이 두툼하게 생긴 아이는 너무 먹으려고 해서 걱정이다. 어쨌든 아이가 지나치게 먹지 않으려 한다면 어떠한 원인이 있는지 찾아서 적절히 치료해 주는 것이 바람직하다.

우선 신수기^{腎水氣}가 부족하면 입 냄새가 나면서 입맛이 까다로워질 수 있다. 신수기란 일종의 신장 기능을 말하는데, 신장이 나빠지면 아래에서 끌어당기는 힘이 약해 잔병치레도 많고 식욕도 줄어든다. 이럴 땐 자음강화탕이나 신기탕 등을 투여하면 근본이 튼튼해지면서 식욕도 좋아지고 키도 부쩍 크게 된다.

또 비위 기능이 허약해도 잘 먹지 않는다. 비위가 약하면 음식 맛에도 아주 예민해서 조금만 이상해도 잘 먹으려 들지 않고, 억지로 먹이려 하면 금방 토해 버리고 만다. 비위 기능을 북돋는 데는 이공산, 양위진식탕, 전씨이공산 등을 체질에 맞게 투여한다. 밥을 잘 먹지 않는 것도 이렇듯 개인마다 원인이 다르므로 정확한 원인을 찾아내는 것이 가장 중요하다.

요새는 유치원생들도 안경을 많이 쓰므로 이것을 자연스러운 현상으로 받아들이는 경향이 있다. 하지만 이는 아주 잘못된 생각이다. 눈은 간에 속하는 부위인데, 간 기능은 50세가 되어야 비로소 약해지기 시작한다. 그러니까 50세 이후에 안경을 쓰는 것이 정상이라는 얘기다. 그 이전에 안경을 쓰는 것은 간 기능이 나빠졌다는 증거일 뿐만 아니라 정기(심신 활동의 근본이 되는 힘)가 좋지 않다는 뜻이다. 따라서 안경을 쓴 어린이가 키가 작을 경우엔 정기를 돋우는 약을 투여하면 성장·발육에 도움이 된다. 처방은 개인별로 달라지는데 근시일 때는 정지환, 난시일 때는 신기탕, 원시일 때는 가미육미지황탕을 각각 투여하게 된다.

아이들은 잘 때 큰다

아이들은 잘 때 큰다. 흔히 성장기에는 낮이나 밤이나 관계없이 키가 자란다고 생각하기 쉽지만, 뼈 성장의 90% 이상은 잠잘 때와 쉴 때 이루어지는 것으로 나타났다.

키가 자라지 않는 원인에는 여러 가지가 있다. 몸속에 열이 있으면 몸의 진액을 마르게 해서 성장 장애를 초래하는데, 비염, 천식, 태열, 축농증 등의 알레르기 질환은 속열이 많은 질환이다.

또 비뇨생식기계, 내분비계와 관련된 신장이 허약하면 호르몬 기능이 약화되는데, 그렇게 되면 성장호르몬이 결핍되어 성장에 장애가 온다.

아무리 좋은 음식도 제대로 소화·흡수를 시키지 못하면 성장의 밑거름이 되지 못한다. 소화기가 약한 아이는 잘 체하거나 복통, 구토, 설사, 변비, 식욕부진 등의 증상으로 제대로 성장하지 못한다.

'심心이 약한 아이' 또한 잘 크지 않는다. 한방에서 심은 무형의 정신·신경계를 가리킨다. 이런 아이는 겁이 많고 잘 놀라며 소심하고 정에 약하다. 또한 불안, 초조, 긴장 등의 증세가 자주 나타나 깊은 잠을 자지 못한다.

아이들은 잘 때 큰다. 흔히 성장기에는 낮이나 밤이나 관계없이 키가 자란다고 생각하기 쉽지만, 미국 위스콘신 대학의 노먼 월스먼 박사가 실시한 동물실험 결과에 따르면, 뼈 성장의 90% 이상은 잠잘 때와 쉴 때 이루어지는 것으로 나타났다. 아이들이 자다 말고 다리가 아프다고 호소하는 성장통 역시 뼈가 밤에 자란다는 사실을 뒷받침하는 것이라 볼 수 있다. 아이들이 하룻밤 새 쑥쑥 자란다는 옛 어른들의 말씀이 과학적으로 입증된 셈이다.

그러나 코에 이상이 생기면 기도가 좁아져 호흡량이 준다. 코가 막히는 것은 낮에 활동할 때보다 밤에 심한데, 이로 인해 깊은 잠을 자지 못하고 자주 깨게 된다. 깊은 잠이 들었을 때 뇌하수체에서 성장호르몬이 분비되는데 잠을 설치니 성장에 방해를 받는 것이다.

또한 성장기에는 골고루 잘 먹어야 큰다. 결식, 편식 등으로 영양상태가 좋지 않으면 성장호르몬이 아무리 많이 분비되어도 성장에 도움이 되지 않는다. 그런데 코 알레르기나 축농증 등에 의해 코막힘이 심해지면 음식 냄새를 잘 맡지 못하고, 냄새를 맡지 못하면 자연히 식욕이 떨어지게 된다. 식욕이 없어진 어린이들은 밥투정을 하고 밥을 먹기 싫어하므로 영양 상태가 나빠진다. 먹지 않으니 제대로 크지 않는 것이 당연한 것이다.

발육 불량으로 부모의 손을 잡고 내원한 초등학교 5학년 남학생이 있었다. 아이는 같은 학급의 45명 중에서 두 번째로 키가 작았다. 엄마, 아빠 모두 알레르기가 있고 어려서부터 코 알레르기와 천식, 아토피로 콧물, 코막힘, 기침, 가려움증 등으로 늘 고생을 했다. 그 와중에 아이는 다른 어린이들보다 발육이 뒤떨어져 늘 작은 축에 들었다. 부모는 보통 키인데 아이는 좀처럼 자랄 기미가 보이지 않았던 것이다.

나는 발육 불량의 원인이 코 알레르기에 있다고 판단했다. 1년 동안 끈질기게 코 알레르기 약과 발육을 촉진시키는 녹용 등을 첨가해서 복용시킨 결과, 코 알레르기가 완치된 것은 물론이고, 중학교 3학년 때는 키가 172㎝로 성장했다.

12세의 여학생 K도 초진 당시 136㎝로 또래의 평균키인 147.8㎝보다 12㎝가량 작았다. K는 늘 감기에 걸려 코가 막히고 콧물이 목 뒤로 넘어가는 증상이 심했고, 비염이 만성화되어 축농증이 되었다.

코 점막 부종, 기침, 가래가 심했고 머리가 늘 아파서 공부에 취미가 없고 산만하여 학교 공부도 제대로 하지 못하고 있을 뿐 아니라 코막힘으로 입맛이 없다 보니 키가 잘 자라지 않아 또래 아이들보다 많이 작았던 것이다.

K에게는 소청룡탕에 녹용을 첨가하여 복용시켰다. 그렇게 1년이 지나자 비염과 축농증 증상이 없어졌을 뿐 아니라, 20㎝가 넘게 성장

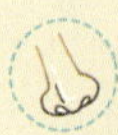

녹용과 성장

코 알레르기가 있는 경우, 아이들은 콧속의 점막에 염증이 생겨 숨을 쉬기 어렵고 영양장애 상태가 되어 잘 자라지 못하게 된다. 특히 코가 막혀 밤잠을 설치는 아이들이라면 더욱 성장에 어려움을 겪는다.

녹용은 이런 어린이 코 점막을 튼튼하게 하여 면역기능을 향상시켜준다. 코 알레르기가 있는 어린이는 몸의 면역력이나 외부환경에 대한 저항력이 약해져 콧물과 코막힘이 생기는데, 녹용은 면역력과 저항력을 키워주는 데 지대한 작용을 한다.

녹용은 또한 어린이의 성장·발육을 촉진하고 골절 형성 촉진 등의 작용이 있다. 녹용은 성장판을 잘 열리게 하여 뼈를 자라게 하고 성

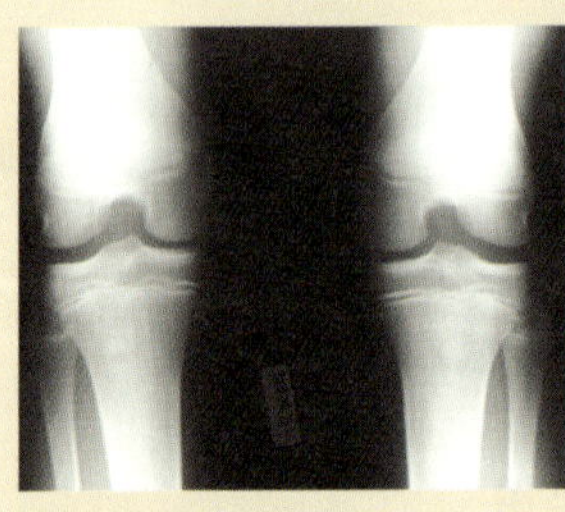

▲열려 있는 성장판의 모습

장을 도와주며, 조혈작용이 있어 성장하는 뼈에 풍부한 혈액을 공급하여 키를 잘 자라게 한다.

해 치료 1년 4개월이 지난 후에는 158cm로 13세 평균치 152.1cm보다 6cm 정도 더 커졌다.

어린이의 경우에는 코 알레르기가 발육 불량의 원인이 될 수도 있으므로 반드시 초기부터 적극적으로 치료를 해나가야 한다. 일단 코를 치료하는 것이 제일 중요하지만, 아이들의 성장을 돕는 생활습관을 길러주는 것도 많은 도움이 된다.

작은 키를 치료하는 방법

성장을 촉진시키는 치료는 크게 두 가지로 나눌 수 있다. 먼저 양방의 성장호르몬 치료가 있다. 한방에서는 뼈와 근육을 튼튼하게 해주는 약재를 중심으로 개개인의 상태에 따라 다르게 처방한다.

아이를 치료할 때는 성인을 치료할 때와 다르게 항상 정상적으로 성장·발육하고 있는지를 염두에 두어야 한다. 질환뿐만이 아니라 환자를 둘러싸고 있는 환경 등을 충분히 고려해야 한다. 즉 아이를 치료할 때는 환자의 전체를 치료하는 전인적인 의료가 필요한 것이다.

성장부진은 원인에 따라 크게 내인적 결함과 외인적 인자에 의한 결함의 두 가지로 나눌 수 있다. 내인적인 결함으로 발생하는 소인증을 1차적 성장 장애라고 하며, 외인적인 환경적 요소가 원인이 되는 것을 2차적 성장 장애라고 한다. 2차적 성장 장애는 후천적인 것으로, 성장을 가로막고 있는 질환이 교정되면 회복될 수 있다.

성장을 촉진시키는 치료는 크게 두 가지로 나눌 수 있다. 먼저 양방의 성장호르몬 치료가 있다. 이것은 아이가 왜소증, 성장호르몬 결핍증 등의 질환이 있을 때 호르몬을 주사로 투입하는 치료법이다.

매일 잠들기 30분 전에 주사를 맞는 것으로 부작용은 별로 없지만 꽤 번거로운 일이고, 무엇보다 1년에 1,000만 원 정도의 치료비가 필요하다. 중간에 치료를 중단하면 성장도 동시에 중단될 가능성이 있다.

이 치료는 10세 이전에 하는 것이 효과적이며, 대부분 전국의 대학병원에는 성장클리닉이 있어 호르몬 치료를 받을 수 있다. 치료 전에는 반드시 전문의와 상담을 해야 한다.

한방에서 성장 장애에 대한 치료는 한약을 위주로 한다. 뼈와 근육을 튼튼하게 해주는 약재를 중심으로 개개인의 상태에 따라 다르게 처방한다. 이런 한방 치료의 장점은 부작용이 적다는 것과 성장 장애를 치료하면서 동시에 체질도 변화시키기 때문에 몸 전체가 고르게 좋아진다는 것이다. 이 치료는 성장판이 닫히기 전에 해야 효과가 있으며, 유전적 이상이나 호르몬 계통에 이상이 있는 경우에는 한방 치료보다는 양방의 외과적 치료법을 따라야 한다.

신체적으로 건강한데도 불구하고 성장에 문제가 있는 경우에는 아이의 체질을 고려한 기본 처방에 성장호르몬의 체내 분비를 증가시키는 한약재를 첨가해서 사용하는 것이 일반적이다. 만약 신체적인 다른 질병이나 이상 상태가 성장에 영향을 미치고 있으면 그것을 교정하는 것과 성장 치료가 병행되어야 한다.

주로 기가 약한 어린이를 위해 기혈 순환을 높여주는 약물요법과 척추가 휘어 성장을 방해하는 일이 없도록 정기적인 척추교정을 실시한다. 인체의 경혈 중 키가 크도록 하는 경락 부위에 침을 놓는 침요법과 바른 성장을 도와주는 요가도 함께 실시한다.

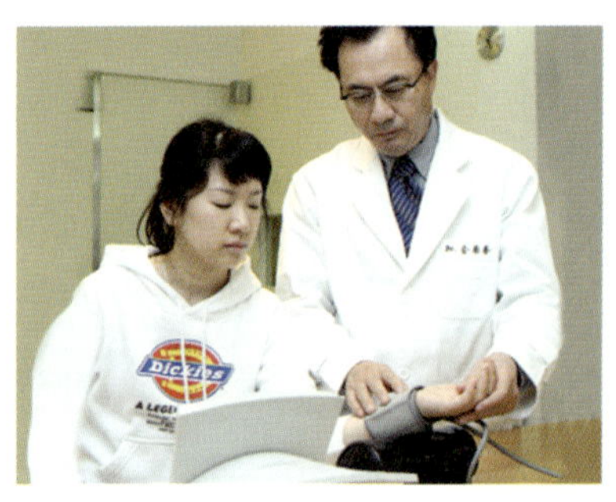
디지털맥진기를 통해 보다 정확한 진맥을 할 수 있다.

최근 한방에서는 침과 약물, 척추교정, 요가요법 등 다양한 방법을 통해 저성장 어린이들의 작은 키 고민을 해결하고 있다.

병적인 왜소증인 경우 호르몬 계통의 이상이나 유전적 요인보다 성장을 억제하는 질병이 원인인 경우가 많아, 한방을 통해 이들 질병을 치료함으로써 좋은 효과를 얻고 있는 것이다. 한방에서는 수천 년 전부터 아이의 성장과 발달을 위하여 경락 자극 마사지를 시행해왔는데, 이것을 소아 추나요법이라고 한다. 여기에 인도에서 기원한 아로마 요법이 결합되어 치료 효과가 더욱 높아졌다.

　정신적인 자세도 중요하다. 의사와의 편안한 면담을 통해 '나도 키가 클 수 있다' 는 자신감과 믿음을 아이에게 심어주는 정신적 치료도 병행할 수 있어야 한다.

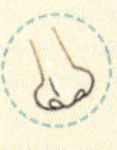

아이들의 성장을 돕는 생활 습관

- 밤 11∼12시 사이에는 잠자리에 들게 지도한다.
- 컴퓨터나 게임, TV 시청 등은 시간제한을 두고 함께 지킨다.
- 아이를 지나치게 억압하거나 스트레스를 주지 않는다.
- 항상 밝고 편안한 마음가짐을 갖도록 집안 분위기를 가꾼다.
- 정서 발달을 위하여 좋은 음악을 자주 들려준다.
- 식사 시간과 취침 시간을 규칙적으로 유지한다.
- 하루에 40분 이상 가벼운 운동을 한다.

식습관과 생활습관을 잡아라

언제나 기본이 가장 중요하다. 특별히 돈 들이지 않고도 우리 아이 건강하게 키울 수 있는 길, 바로 바른 식습관과 생활습관 들이기이다.

옛날에는 7남매, 8남매가 비교적 흔했다. 아들 하나는 꼭 있어야 한다는 생각도 강해 딸만 내리 둔 딸딸이 아빠도 많았다. 오죽하면 '딸만 낳은 죄인'이라는 말이 있었을까. 하지만 시대가 변하면서 자녀가 2~3명으로 줄다가 요즘은 한 명만 낳는 사람들도 흔하다. 첫애이면서 마지막 애인 셈이다.

그러다 보니 하나만 있는 아이가 혹여 잘못될까 이래도 고민 저래도 고민이다. 둘째라도 낳으면 첫애의 경험이 있어 조금 수월하겠지만, 첫애를 키울 땐 모든 일이 처음 겪는 것이라 당황하기 일쑤다. 엄마들은 아이에게 좋다는 것 찾아 먹이고 좋다는 것 찾아 입히느라 바쁘지만, 조금만 생각해보면 언제나 기본이 가장 중요하다는 것을 알 수 있다.

특별히 돈 들이지 않고도 우리 아이 건강하게 키울 수 있는 길, 바로 바른 습관 들이기이다.

Check¹ 제대로 세 끼를 먹고 있나?

음식을 섭취할 때 가장 중요한 것은 하루 세 끼를 규칙적으로 먹는 것이다. 규칙적으로 식사를 해야만 인체가 음식에 대한 적응력이 높아지기 때문에 에너지 효율이 좋아지고, 뼈를 비롯한 근본적인 성장을 돕게 되는 것이다.

대부분 아침을 먹지 않는 경우가 많은데, 아침을 먹어야 키가 큰다. 그리고 집중력을 높이기 위해서도 아침은 꼭 먹어야 한다. 아침이면 밥맛이 없다거나 시간이 없다고 하면서 식사를 하지 않는 아이들이 많지만, 아침에 든든하게 밥을 먹어둬야 하루 종일 생활할 수 있는 기본 에너지가 생긴다.

아침은 몸 안의 양기가 서서히 오를 때이므로 이럴 때 영양이 풍부한 음식을 양껏 섭취해야 건강도 좋아지고 성장·발육에도 크게 도움이 된다.

반면 과식, 지나친 간식, 야식 등의 습관은 키가 크는 데 방해가 된다. 불규칙적으로 식사를 하면 우리 몸은 언제 다시 영양분이 제공되는지 '주기'를 파악하지 못하기 때문에 일단 체내에 들어온 영양분을 에너지 형태로 저장하려 든다. 지방만 늘어나는 것이다. 규칙적으로 식사를 해야만 영양분을 불필요한 지방으로 축적하지 않고 성장이 필요한 뼈로 보낼 수 있다.

Check^2 편식을 하지는 않는가?

자신의 입맛에 따라 골라먹는 편식을 하다보면 결국 영양의 균형이 깨져 성장에까지 지장을 초래한다. 음식을 골고루 먹는 것 또한 아주 중요한데, 음식이 지니고 있는 다섯 가지 맛五味은 인체의 오장육부에 직접적인 영향을 미쳐 골고루 성장하게 하기 때문이다.

이밖에도 음식을 짜게 먹지 말아야 하며, 커피나 콜라 등 카페인이 다량 함유된 음료는 섭취하지 않는 것이 좋다. 또 당질과 지방질 등 에너지 식품만 배가 부르게 섭취하면 혈당이 높아져 성장호르몬의 분비가 억제되고 비만이 되면서 활동량이 줄어들어 다리나 허리의 근력도 저하되기 쉽다.

 영양소는 균형이 잡혀 있나?

성장기의 청소년은 어른의 약 세 배에 달하는 단백질 식품을 필요로 한다. 그러므로 쇠고기, 돼지고기, 닭고기, 오리고기, 생선, 계란, 콩 등에 들어 있는 단백질 성분을 많이 섭취하는 것이 좋다.

충분한 영양 섭취는 키뿐만 아니라 체중 조절 및 건강 유지를 위해서도 꼭 필요하다. 성장 식품의 대표는 우유와 멸치이다. 우유는 하루에 약 400cc 정도를 마셔야 하루에 필요한 칼슘을 섭취할 수 있다. 장이 좋지 않아 우유가 몸에 잘 안 맞는다면 미지근하게 데워 마시는 것이 좋다.

아울러 채소, 과일, 해조류 등 무기질과 비타민이 풍부한 음식은 단백질을 비롯한 5대 영양소의 흡수를 돕는 것은 물론 성장에 간접적으로 영향을 미치므로 충분히 섭취해야 한다.

 성장에 도움이 되는 음식을 먹고 있나?

걱정이 될 정도로 발육 상태가 좋지 못한 어린이라면 호박씨와 땅콩, 호두를 먹여보는 것도 좋다. 호박씨, 땅콩, 호두에는 비타민, 단백질, 아미노산 등이 풍부하게 함유되어 있어서 영양을 보충하고 몸을 튼튼히 하는 데 도움이 된다.

세 가지 견과류를 각각 같은 양으로 준비해서 잘 찧는다. 그런 다음 꿀을 넣고 잘 섞어서 하루 3회 10~15g 정도 먹이면 된다.

대합을 이용하는 방법도 있다. 대합에는 칼슘이 풍부하기 때문에 발육 상태가 좋지 못한 아이에게 먹이면 뼈를 단단히 만들어주면서 성장에 도움이 된다. 그런데 대합은 6~10월에 알을 낳기 때문에 이때는 맛이 좀 떨어진다. 2~3월에 잡히는 대합을 구해서 요리를 만들면 맛도 좋고 영양도 풍부하다.

Check⁵ 잠자리에 드는 시간은?

아이들은 자면서 자란다는 말이 있다. 그러므로 밤 10시부터 새벽 2시까지는 반드시 깊은 잠을 자야 한다. 이 시간은 성장호르몬이 가장 왕성하게 분비되는 시간이기 때문이다. 잠들고 난 후 1시간 30분이 지나면 성장호르몬 분비가 최고조에 달한다. 그러므로 반드시 10시 이전에 자는 습관을 들여야 한다.

요즘 많은 어린이들이 밤늦게까지 컴퓨터 게임이나 인터넷에 빠져 있는데 이런 습관은 성장에 많은 지장을 초래한다. 또 오래 자더라도 잠을 푹 자지 못하고 설치는 경우가 많은 어린이들은 키가 크는데 지장이 많다. 단잠을 자야 성장호르몬이 잘 분비되므로 선잠에 빠지지 않도록 지나친 낮잠을 피하고 밤에 깊은 잠을 자도록 한다.

수면은 인체에서 가장 활발하게 활동하고 있는 뇌를 쉬게 하여 피로를 회복하게 한다. 따라서 건강 및 성장을 촉진시키기 위해서는 자연의 리듬에 맞추어 수면을 취하는 것이 중요하다. 하루 6시간 정도는 숙면을 취해야 성장 장애를 일으키지 않는다.

Check⁶ 양반다리를 좋아하진 않는가?

양반다리를 하고 앉아서 생활하는 좌식 생활은 다리의 혈액 순환에 도움이 되지 않는다. 또 다리뼈가 밖으로 휘어져 성장을 저해할 수 있으므로 서구적인 입식 생활을 하는 것이 성장에 도움이 된다.

Check⁷ 아이의 스트레스 정도는?

스트레스는 만병의 근원이기도 하지만 오랫동안 스트레스를 받게 되면 목과 등의 근육이 뻣뻣해지고 굳어져 성장호르몬의 분비가 급격하게 감소되어 성장 장애를 일으킨다. 요즘에는 성인뿐만 아니라 아이들도 스트레스를 많이 받는다. 이렇게 스트레스를 많이 받는 어린이나 청소년들은 예민해지기 쉽다. 우리나라 청소년들은 과중한 학업이나 입시 문제 등으로 스트레스를 받고 있다. 혼자 있기를 좋아하고 식사를 거부하거나 잠을 설치는 경우도 많다.

아이는 잘 먹고 잘 자고 잘 놀면 키가 크기 마련이다. 학원이다 공부다 해서 아이가 스트레스를 받으면 성장은 더뎌진다. 학대받는 아이가 유난히 키가 작은 경우도 이런 예다. 평소 아이가 느긋하고 편안한 마음이 되도록 부모가 더욱 신경을 써야 한다.

Check⁸ 아픈 것인가 허약한 것인가?

특별한 병이 있는 것도 아닌데 발육이 늦고, 감기에 잘 걸리며, 자꾸 열이 나고, 배가 자주 아프며, 피로를 금세 느끼고, 편도염과 소화불량 등을 반복하는 아이가 있다. 허약한 것이다.

사실 의학 서적에 '허약아' 라는 항목은 없다. 하지만 현실은 어떤가? 우리 주변에는 허약한 아이들이 너무나 많다. 먹는 양이 적고, 설사하기 쉽고, 변비가 생기고, 원기가 없고, 안색이 좋지 않고, 속눈썹이 거칠고, 열이 나기 쉽고, 미열이 계속되고, 항상 감기를 달고 살고, 집안에서 빈둥거리고, 끈기가 부족하다. 이런 증상이 생활에서 계속 반복된다.

허약아는 체질적인 문제이다. 한의학에서는 허약한 아이를 원인에 따라 소화기 허약증, 호흡기 허약증, 정신신경계 허약증, 운동신경계 허약증, 비뇨생식계 허약증으로 나눈다. 허약한 아이들은 그만큼 성장의 기회가 줄어들기 때문에 평소에 면역력을 강화시켜 성장의 바탕을 마련해주는 것이 중요하다.

하지만 무조건 한약을 보약 삼아 먹이는 것은 좋지 않다. 몸에 맞지 않을 경우 도리어 성장에 장애가 될 수도 있으므로 전문가와 상담한 후 체질감별을 끝내고 보약을 먹이도록 해야 한다.

한방은 오랜 치료 역사를 가지고 있을 뿐만 아니라 실제로 임상을 통해 검증된 체계적인 의학이다. 그러므로 장기복용을 해도 서양의학과 같은 부작용이 없고 만성질환에 탁월한 효과가 있다.

이러한 장점은 체질개선과도 연결된다. 어린이 치료에서도 마찬가지다. 그중에서도 가장 만족스러운 결과를 내는 것이 허약아의 치료이다. 유치원과 학교를 곧잘 쉬는 허약한 아이는 한방으로 비교적 짧은 시간에 좋아질 수 있다.

Check⁹ 반듯하게 앉아 있는가?

요즘 어린이들과 청소년들은 과거에 비해 의자에 앉아 있는 시간이 많다. 학교생활의 대부분을 의자에 앉아 보내고, 학원, 도서관 등은 말할 것도 없다. 휴식 시간도 오락실이나 게임방에서 장시간 모니터 앞에 앉아 있는 경우가 많다.

그런데 이때 삐딱한 자세로 앉아서는 안 된다. 등을 세우고 자세를 바르게 하고 앉아야 성장에 지장을 받지 않는다. 척추의 올바른 배열은 성장의 필수요소이다. 척추가 비뚤어지면 키도 줄어들고 요통이나 소화불량 등 각종 질환을 유발할 수도 있다.

척추에 부담을 주는 나쁜 습관은 여러 가지가 있다. 무거운 가방을 한쪽으로만 메는 습관, 엎드리거나 한쪽으로만 누워서 자는 습관, 공부할 때 한쪽 팔을 책상 위에 두고 그쪽 팔에만 몸을 기대는 습관, 앉을 때 옆으로 많이 기대거나 등이나 허리를 굽히고 앉는 습관 등이다.

경추(목뼈) 1, 2번과 꼬리뼈라고 하는 미추에 이상이 있으면 성장호르몬 분비가 잘 이루어지지 않는다. 이때 추나요법으로 척추교정을 해주면 키가 급격히 자랄 수 있다. 척추의 이상은 보통 X-ray나 골반검사 등으로 알 수 있다. X-ray에서 척추에 큰 이상이 발견되지 않으면 한약만으로 치료하고, X-ray에서 이상이 나타나면 추나요법을 통한 척추교정이 병행되어야 한다.

키 크는 운동은 따로 있다

성장에 좋은 운동이 있는가 하면 오히려 성장에 해로운 운동도 있다. 신체는 적당히 사용하면 발육에 도움을 주지만, 너무 지나치면 해롭고, 너무 약하게 하면 아무런 효과가 없다.

뼈의 양끝에는 골단 연골이라 부르는 성장선이 있다. 운동을 통해서 이곳을 적당하게 자극하면 뼈의 성장이 촉진된다. 성장을 촉진하는 운동은 스트레칭이며 적당한 충격을 주는 것이다. 운동을 시작하기 전에는 반드시 스트레칭을 하여 몸을 풀어주어야 한다. 또한 자기 전이나 자고 나서 스트레칭을 하면 관절과 근육을 동시에 자극하여 성장호르몬의 분비를 촉진하는 효과가 있다.

성장호르몬 분비를 촉진하기 위해서는 규칙적인 운동을 해야 한다. 운동을 하지 않으면 성장호르몬의 분비가 적어지며, 뼈의 길이와 성장이 이루어지는 성장선에 필요한 자극이 부족해 키가 자라지 않게 된다. 다리와 허리의 기능도 약해져 성장 속도가 둔화되고 신체 발달에 불균형을 유발하기도 한다.

무조건 운동을 한다고 키가 크는 것은 아니다. 성장에 좋은 운동이 있는가 하면 오히려 성장에 해로운 운동도 있다. 신체는 적당히 사용하면 발육에 도움을 주지만, 너무 지나치면 해롭고, 너무 약하게 하면 아무런 효과가 없다. 또한 운동과 휴식의 균형이 잘 이루어져야 성장에 도움이 된다.

키 크기에 좋은 대표적 운동은 중력에 반항하는 운동이다. 예를 들면 농구, 배구, 줄넘기 등 하늘을 향해 높이 뛰는 운동이다. 이 운동은 관절과 근육에 적당한 자극을 주고 이런 적당한 자극은 성장판을 자극하여 성장을 촉진시킨다.

반면 역도, 유도, 레슬링처럼 근력만을 발달시키는 운동은 뼈와 관절, 근육에 지나치게 부담을 주어 성장에 도움이 되지 않는다. 초등학교 입학 전에는 무릎에 부담을 주는 운동은 삼가야 한다.

요즘은 조깅보다 심장이나 근육에 부담을 덜 주는 워킹이 인기가 있다. 이것은 근육 단련은 물론이고 심폐 기능도 높여주는 전신운동이기 때문에 평소에 자주 걷는 것도 좋다. 다음의 키 크는 체조도 병행하면 좋다.

전신 두드리기

왼손을 손바닥이 위로 오게 하여 팔을 뻗고 오른손으로 어깨부터 손바닥까지 내려오면서 천천히 두드려준 후 손바닥이 아래로 향하게 하고 손등부터 부드려 어깨까지 올라간다. 오른손도 같은 방법으로 두드리면서 왼쪽과 오른쪽을 반복한다.

두 손으로 가슴 부위를 두드리고 윗배와 옆구리까지 골고루 두드려준다. 허리를 숙여 등과 엉덩이를 두드린다. 다리 뒤쪽을 타고 내려가면서 발등을 지나 무릎으로 올라와 허벅지까지 두드려준다.

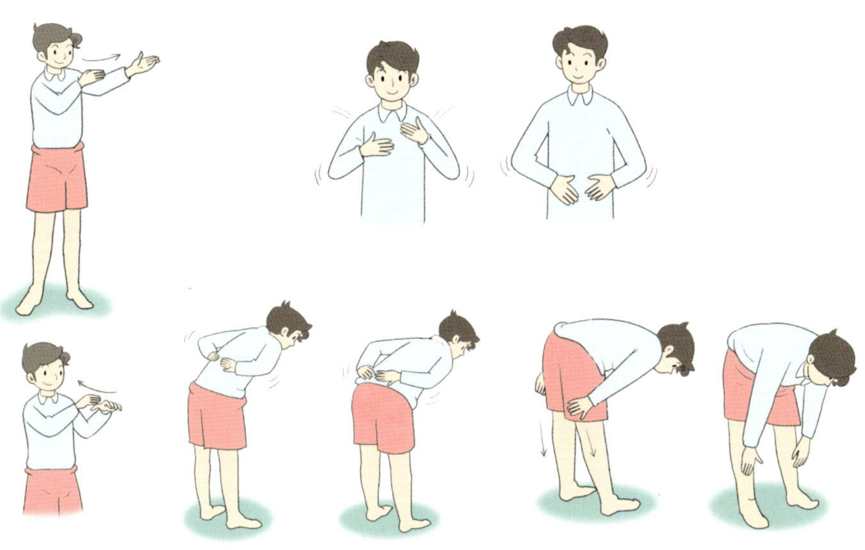

깍지 끼고 기지개 펴기

손과 발, 목을 가볍게 풀어준 뒤 두 손을 머리 위에서 뻗어 마주 잡는다.

시선을 위로 향하고 호흡을 크게 하면서 기지개를 켜듯이 멀리 힘껏 뻗는다.

왼쪽으로 기울여 힘껏 위로 뻗고, 오른쪽으로 기울여 힘껏 위로 뻗는 동작을 4~5회 반복한다.

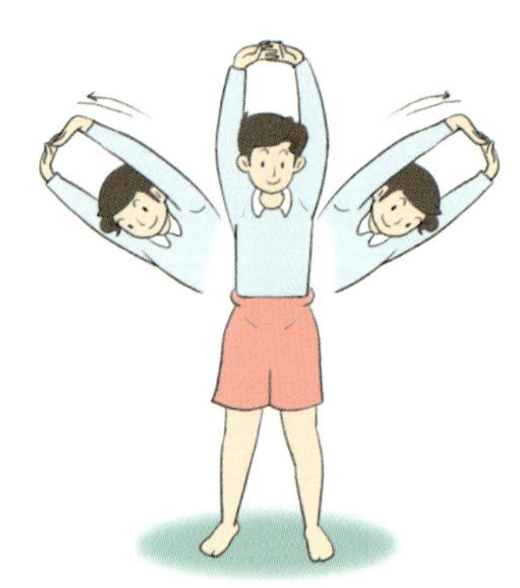

양팔로 크게 원 그리기

다리를 어깨 넓이로 벌려 자연스럽게 선 자세에서 양팔을 귀쪽으로 붙여 가지런히 뻗은 채 양팔을 왼쪽으로부터 오른쪽으로 크게 원을 그리듯이 돌린다.

그리고 오른쪽에서 왼쪽으로 크게 원을 그리는 것을 5회 반복한다.

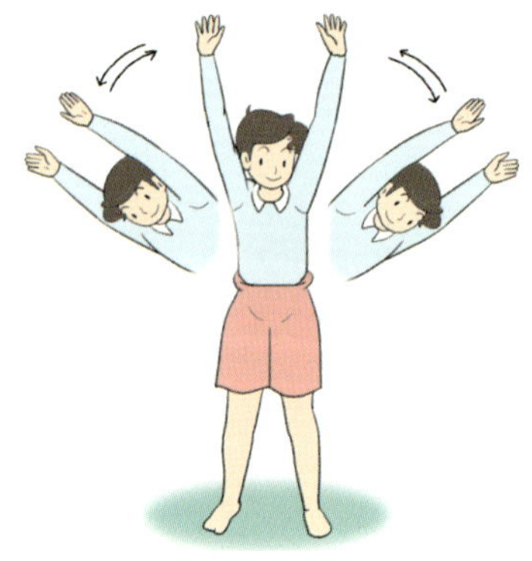

가슴 펴고 발 내딛기

선 자세에서 오른쪽 무릎을 구부려 앞으로 내딛으면서 양팔을 앞으로 뻗었다 좌우로 펼친다.

좌우 교대로 3회씩 반복한다.

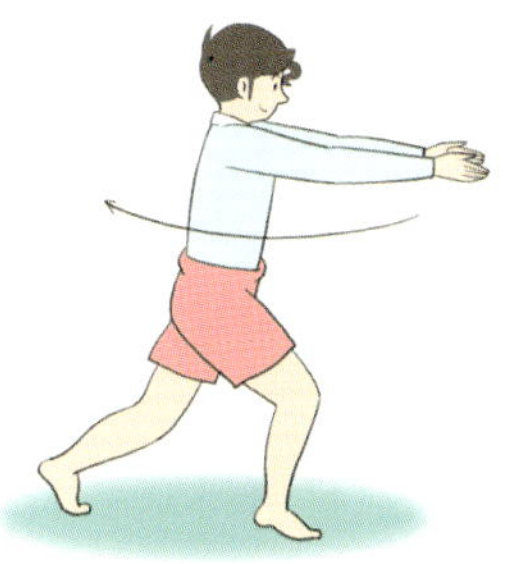

가슴 젖히고 노젓기

선 자세에서 오른쪽 무릎을 구부려 앞으로 내딛으면서 양팔을 앞으로 뻗는다.

상체를 힘껏 앞으로 쓰러뜨리면서 노를 젓듯 양팔을 뒤로 힘껏 당겼다 반동을 이용해 앞으로 뻗는다.

좌우 다리를 바꿔 10회 반복한다.

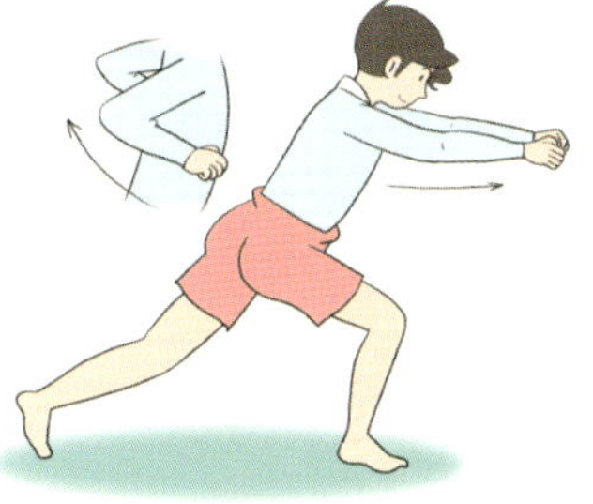

다리마찰 뒤로 차기

양손으로 양 넓적다리를 가볍게 쥐고 선다. 상체를 앞으로 구부리면서 손으로 넓적다리에서 발목까지 마찰을 시킨다. 이것을 두 번 반

복한 뒤 상체를 일으켜 세우면서 양팔
을 들고 전신을 활처럼 젖히면서 오른
쪽 발을 힘껏 뒤로 차올린다. 좌우 6
회씩 반복한다.

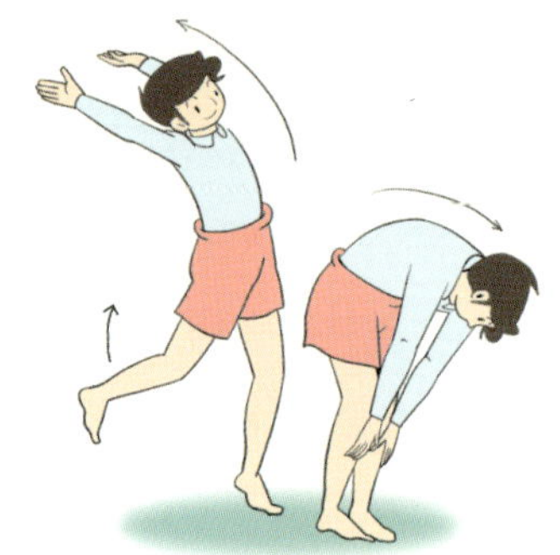

줄 없이 줄넘기하기

줄넘기 할 때와 동일한 자세를 취
하고 줄이 있는 것처럼 줄넘기를 한다.

높이 10㎝ 이상으로 뛰며, 앞으로
돌리기와 뒤로 돌리기를 30회씩 하고
속도는 1초에 2회가 좋다.

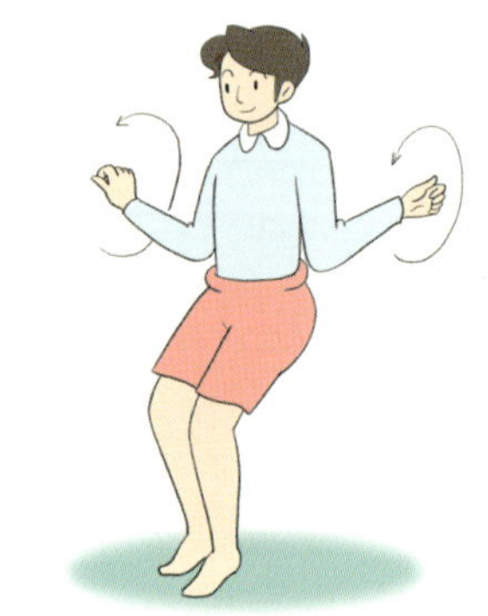

발차기

복싱자세에서 한 발을 앞으로 찬
다. 발차기를 하면서 가볍게 뛰듯이
발을 움직인다.

방향을 바꾸어 왼발, 오른발을 교
대로 차기를 반복한다.

앞으로 발차기를 했으면 옆으로

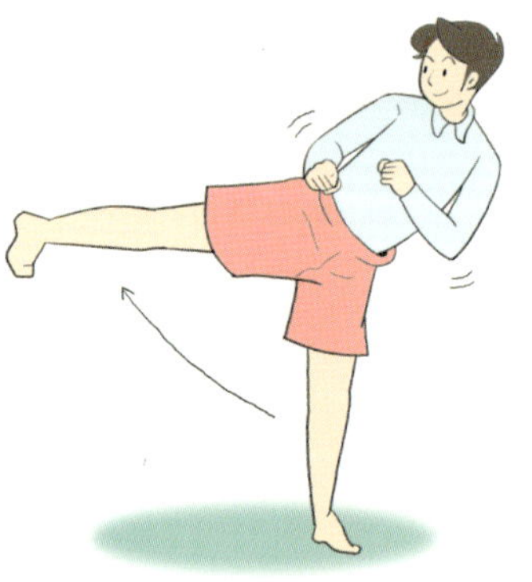

발차기, 뒤로 발차기 등 자세를 바꾸어가며 반복한다.

허벅지 두드리기

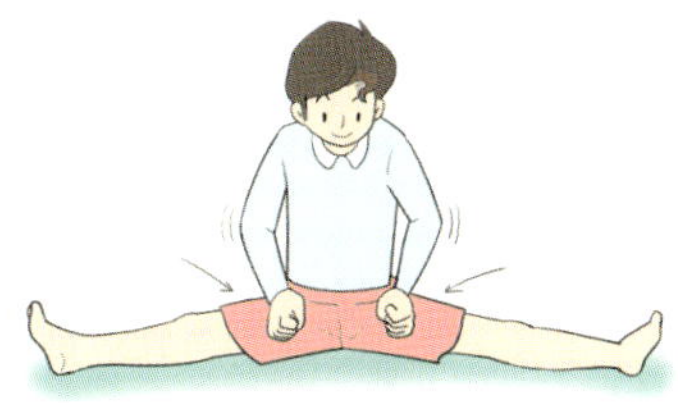

다리를 넓게 벌리고 앉아 두 주
먹으로 허벅지 안쪽을 골고루 가볍
게 두드려 준다.

다리 벌려 허리 숙이기

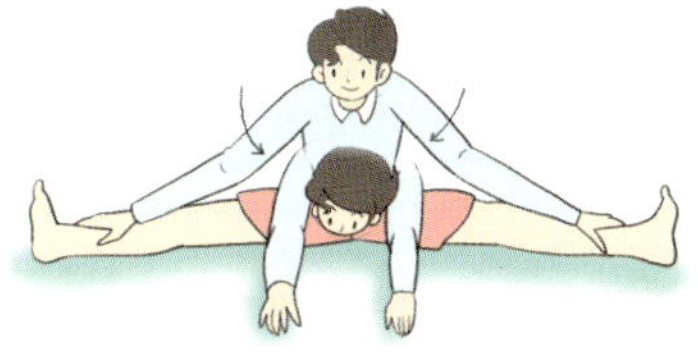

양 다리를 넓게 벌리고 앉아 양
발목을 잡는다. 10초간 유지한 후 상
체를 앞으로 숙여 10초간 유지하는
동작을 반복한다. 이때 팔을 최대한
앞으로 밀면서 상체를 숙인다.

다리 벌려 측면으로 상체 굽히기

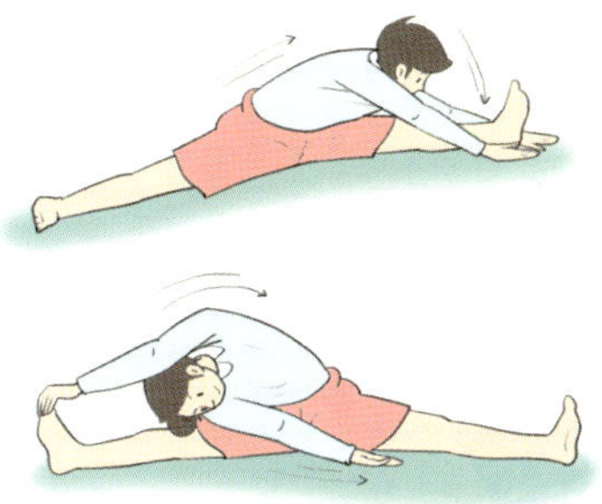

앉아서 양 다리를 넓게 벌리고
왼쪽으로 양팔을 뻗어 왼쪽 다리 발
끝을 잡으며 상체를 굽힌다. 10초간
유지하고 방향을 바꾸어 같은 방법

으로 반복한다.

이번에는 옆으로 숙이면서 양팔을 엇갈리면서 오른손으로 왼쪽 발끝을 잡고 10초간 유지한 후 방향을 바꾸어 왼손으로 오른쪽 발끝을 잡고 10초간 유지하는 것을 반복한다.

발끝 잡고 반동주기

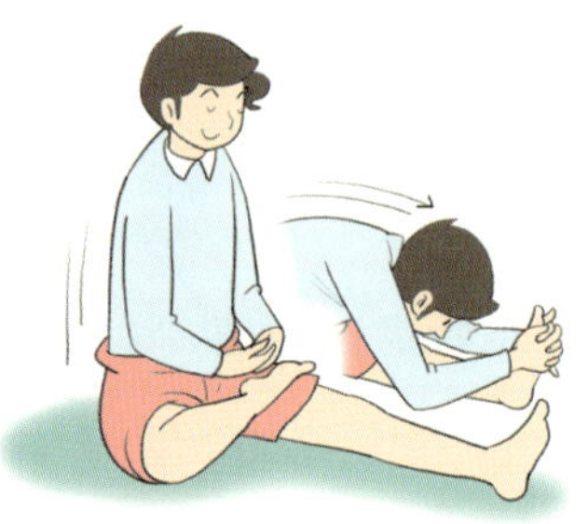

오른 무릎을 굽혀서 왼다리 위에 올리고 다리 안쪽까지 깊게 당긴다. 두손으로 왼발바닥을 잡고 반동을 준다. 처음에는 약하게 하고 점차 깊고 강하게 10회 정도 상체를 숙인다. 다리를 바꾸어 같은 방법으로 반복한다.

앞으로 굽히기

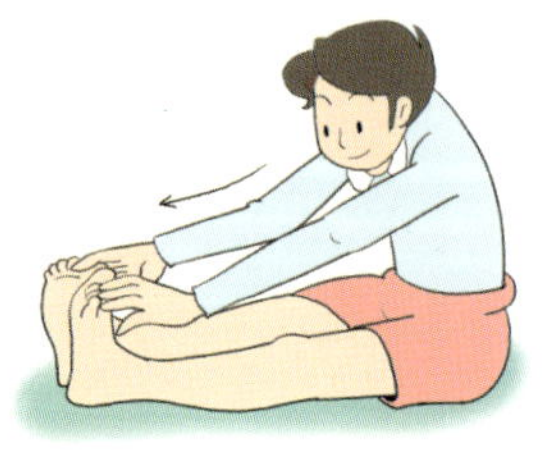

양다리를 붙이고 무릎을 곧게 펴서 발가락을 잡고 상체를 숙인다. 이때 무릎이 접히지 않도록 해야 한다.

비틀기

허리를 세우고 아랫배를 끌어당긴 자세를 취한 후 상체를 최대한 펴고 어깨를 뒤로 젖히면서 뒤를 본다. 좌우 번갈아 3~4회 행하는데 이때 잘 안 되는 쪽을 강하게 비틀고 횟수를 늘린다.

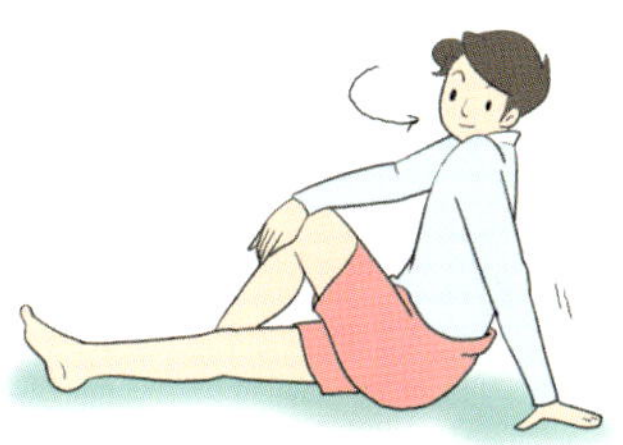

고양이 자세 취하기

양팔과 다리를 어깨 넓이로 벌려 자세를 취한 뒤 숨을 들이쉬면서 고개를 들고 허리를 최대한 내리고 천장을 본다.

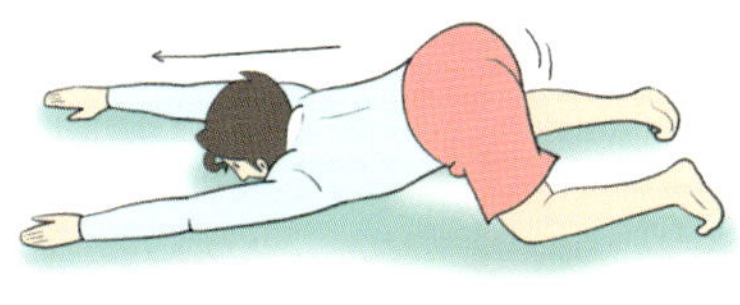

숨을 내쉬면서 배를 바라보고 몸을 둥글게 말아 주어 고양이 자세를 취한다.

이 자세를 유지하면서 숨을 내쉬고 양팔을 앞으로 최대한 뻗으며 내려간다. 팔 겨드랑이 안쪽이 바닥에 닿게 다리와 엉덩이는 직각이 되게 하는 동작을 3~4회 반복한다.

잠자리 자세로 날기

온몸에 힘을 빼고 엎드린다. 양팔을 옆으로 펼친 후 어깨 높이로 뻗은 채 잠자리가 나는 것과 같은 자세를 취한다. 양팔과 양다리를 들어올리고 턱을 들고 시선을 앞으로 향한다.

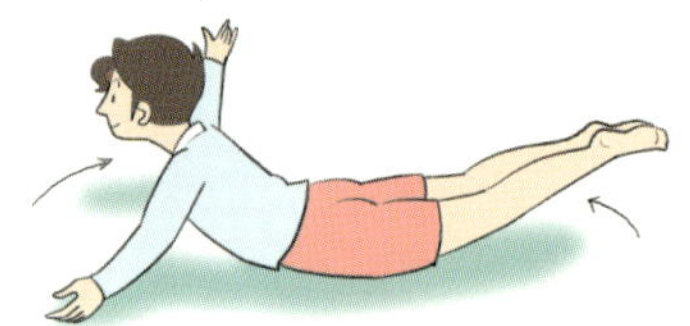

엎드려 발목 잡기

엎드려 양 무릎을 굽혀 양손으로 양 발목을 잡는다. 10초간 자세를 유지한 후 이 자세에서 머리를 들어올려 5초간 유지한다. 가슴이 땅에서 많이 떨어질수록 효과가 좋다. 두 동작을 반복한다.

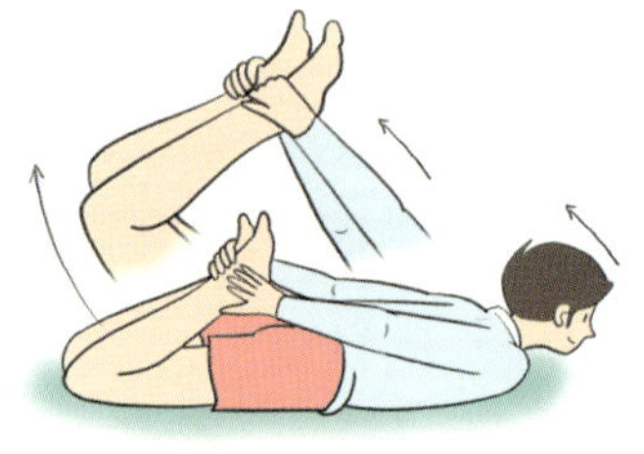

기지개 켜기

천장을 보고 편안하게 누운 후 복식 호흡을 통해서 숨을 들이마시면서 천천히 손등을 안으로 향하게 하고 머리 위로 최대한 뻗는다. 이때 시선은 머리

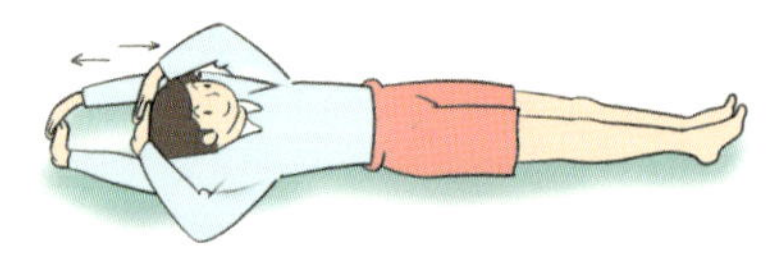

위쪽 손등을 향하고 호흡을 잠시 참으면서 팔과 발끝을 최대한도로 뻗는다. 숨을 내쉬면서 천천히 손을 머리 위로 가져가고 발끝도 편안한 자세를 취하는 동작을 5회 반복한다.

누워 양팔 뻗어 윗몸 일으키기

무릎을 굽히고 누워 양팔을 위로 뻗는다. 양팔의 각도를 유지한 채 상체를 들고 10초간 유지한다. 이것을 5~7회 반복한다.

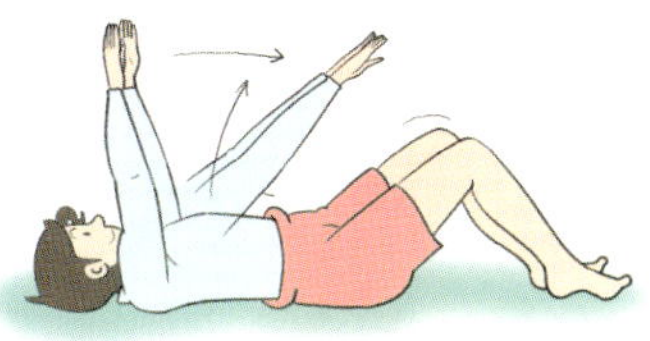

다리 모아 헤엄치기

양팔을 머리 뒤로 하고 누워 물고기가 좌우로 몸짓을 하듯이 다리를 모아 같은 방향으로 굽히기를 반복한다.

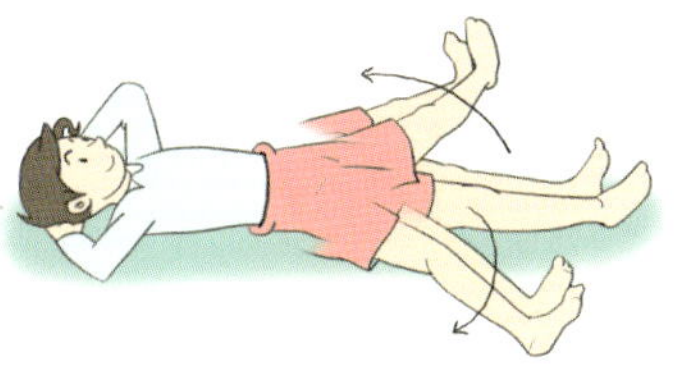

누워서 자전거 타기

천장을 보고 똑바로 누워 두 팔로 양쪽 골반을 받친 후 두 다리를 들어 올린다.

어깨로 선 자세에서 페달을 밟
듯 양다리를 움직여 준다.

30초 정도 자전거를 타듯이 힘
껏 돌린 후 반대방향으로 20초 정
도 돌려준다.

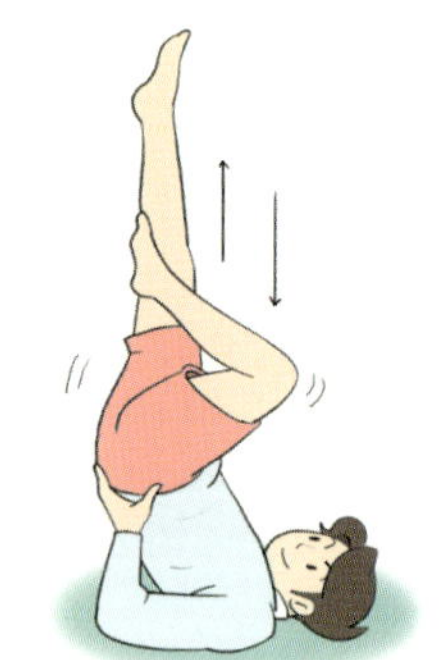

누워 다리 들어 몸말기

천장을 보고 똑바로 누워 양손
바닥을 등 뒤쪽 허리 부분에 댄다.
숨을 들이마시면서 천천히 양 발을
모아 머리 위로 넘긴다. 발끝을 꺽
은 채 바닥에 닿게 1분간 유지하는
데 이때 발끝은 몸에서 멀리 떨어질수록 효과가 좋다.

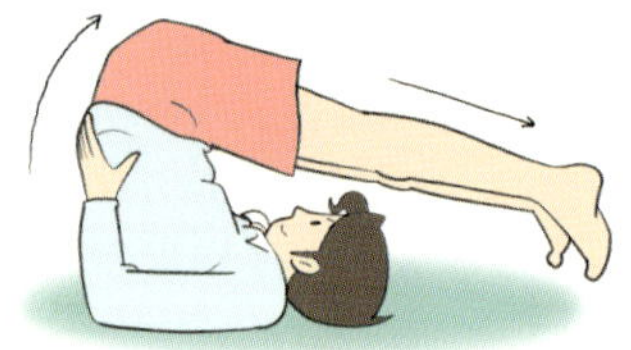

무릎 당겨 주기

두 무릎을 잡고 숨을 들이
마시며 가슴으로 최대한 끌어
안는다. 호흡을 멈추고 양쪽
허리에 지그시 힘을 준다. 발

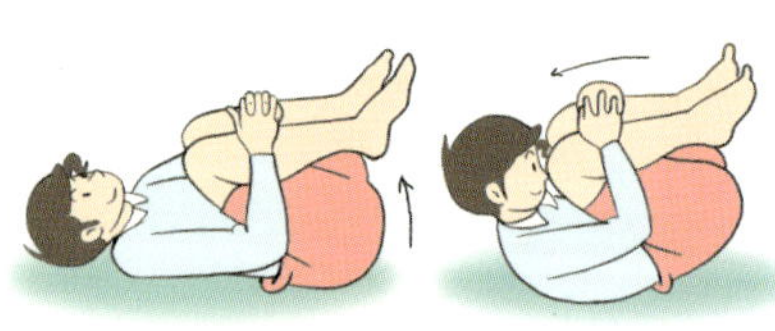

목도 꺽어 몸통쪽으로 당겨주고 턱은 무릎에 댄 채 10초간 유지한다. 숨을 내쉬며 편안하게 자세를 풀어주기를 반복한다.

수건 이용하여 다리 위로 들기

반듯하게 누워 수건을 이용해 한 다리를 들어올려 잡아당긴다. 무릎을 굽히지 않고 다리를 쭉쭉 뻗은 후 10초간 유지한다. 다리를 바꿔 같은 방법으로 번갈아 반복한다.

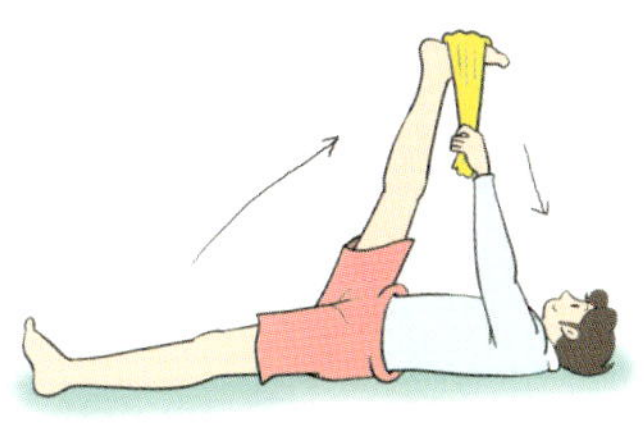

알레르기성 비염 성장기 때 조기 치료해야

환자 절반 성인까지 계속… 성장 · 학업 지장 초래
재발되지 않는 호흡기 면역 개선 YD영동탕 효과

내년에 초등학교에 입학하는 박찬희(7세) 군은 태어나 얼마 되지 않아 태열을 동반한 아토피피부염을 앓더니 몇 년 전에는 알레르기성 비염까지 얻어 기침과 코막힘, 눈코 가려움증 등으로 고생을 했다.

이로 인해 아이는 밤잠을 설치는 날이 많았다. 그러다보니 아이는 키가 또래 아이들보다 평균키가 4㎝나 작았다. 여기에 정서적으로 안정이 안 되다 보니 성격이 공격적이고 산만해 유치원에서도 아이들과 제대로 어울리질 못했다. 따라서 찬희 군의 아버지는 치료를 위해 3년 정도 알레르기 질환을 잘 고친다는 이 병원 저 병원을 전전했다. 그럼에도 증상은 호전되질 않자 지난 2월 코박사로 통하는 영동한의원 김남선 원장을 찾아 지난 11월 말까지 약 9개월을 치료받았다.

치료는 소청룡탕과 소건중탕에 녹용이 들어간 복합처방 한약과 주 2회 저출력 레이저와 아로마 네블라이저, 레이저침, 바이콤 항원 치료를 통해 알레르기 증상이 대부분 없어졌다.

증상 개선과 함께 신체가 건강해 지면서 키도 약 10㎝가량 커졌다며 찬희 군의 아버지는 좋아한다. 왜냐하면 찬희 군의 아버지도 20대 땐 알레르기 비염 환자로 증상이 매우 심해 코 수술을 2번이나 받았기 때문이다.

알레르기 비염은 매우 다양한 증세를 보이며 치료가 쉽지 않다. 그렇다보니 대부분의 사람들이 '알레르기는 체질적인 문제이며 유전적 소인이 있는데 과연 치료가 되겠는가', '약을 먹을 때만 일시적으로 호전되는 것 아닌가' 라며 의심하는 사람들이 많다.

코 알레르기 전문 영동한의원 김남선 원장은 "알레르기는 성장 과정에 있는 소아의 경우 조기 치료와 체질개선요법으로써 치료될 수 있는 질환"이라고 들려준다.

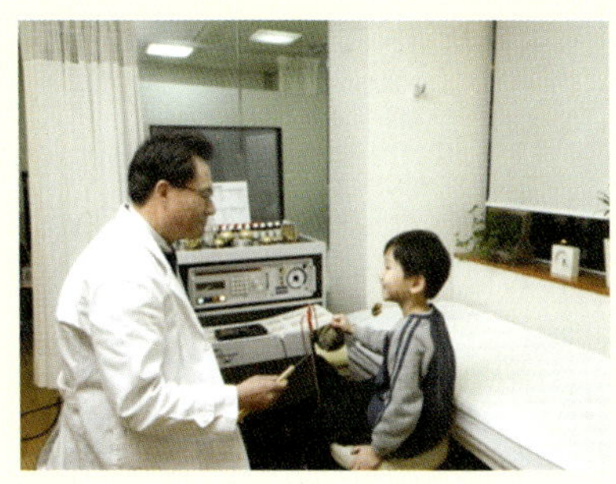

영동한의원 코알레르기클리닉의 김남선 원장이 알레르기 비염 증상이 심해 내원한 어린이 환자에게 저출력 레이저를 이용한 검사를 하고 있다.

그런데 알레르기 환자의 절반 정도가 성인까지 증상이 계속되기 때문에 막연히 '크면 낫겠지' 하는 생각은 아주 위험하다. 크면 낫는다는 보장이 있다 하더라도 성장이나 학업에 막대한 지장을 초래하므로 될 수 있는 한 빨리 적극적으로 치료에 임해야 한다.

알레르기 천식이란 각종 자극(항원, 호흡기 감염, 기타 여러 가지 비특이성 자극 등)에 대하여 기관 및 기관지의 반응성이 항진된 병적 상태다. 따라서 기관지의 수축은 물론 기관지 점막 부종, 분비과다로 인한 기도 협착이 있다. 또 천명음이 나고 기침을 동반한 발작성 호흡곤란이 반복되는 질환이다.

소아의 경우 이런 증상이 새벽 또는 이른 아침에 심한 특징을 가진다. 최근에는 소청룡탕, YD영동탕 등을 소아의 생리적 특징에 맞게 몸을 보하고 인체의 정기를 보강하면서 치료하면 현재 진행 중인 모세기관지염이나 기관지의 천식을 예방하고 근본적인 제거가 가능하다.

알레르기성 비염은 재채기, 맑은 콧물, 코막힘이 주요 증상이다. 이외에도 코피, 누런 콧물, 코 속의 이상물질, 냄새를 맡지 못함, 호흡곤란 등이 있다. 대개는 축농증과 연관되거나 중이염이 동시에 발생하고 특히 환절기에 겪는 고통이 심한 경우가 많다. 알레르기 비염을 가진 아이가 천식이나 축농증, 중이염, 아토피성 피부염을 동시에 가지고 있는 경우에는 YD영동탕을 활용하면 효과가 우수하다.

YD영동탕은 소청룡탕을 비롯하여 소건중탕, 형개연교탕 등의 처방이 복합된 것으로 30여 가지 이상의 치료제와 면역약이 함께 들어가 있어서 한번 복용하면 알레르기 치료는 물론 평생 호흡기 면역을 좋게 하여 재발이 되지 않는다는 장점이 있다.

특히 이 한약은 쓰지 않고 단맛이 들어가 있어서 어른은 물론 어린이들도 잘 먹게 돼 있다.

김남선 원장은 "아이들이 입으로 호흡을 하면 비염, 천식, 아토피, 축농증 등 알레르기 질환과 관절염, 인후염, 폐렴, 기관지질환, 심장질환, 성장 장애, 학습 장애, 두뇌발달 장애, 성격 장애 등의 질환에 노출되기 쉬운데 이때 본원에서 특수 조제 복합처방인 YD영동탕이 치료에 많은 도움이 된다"고 강조했다.

김 박사는 "알레르기 질환은 문명이 발달함에 따라 증가되는 질환 중의 하나로 대기오염, 식품공해, 과잉보호 등으로 급증하고 있는 실정이어서 예방과 치료 대책이 절실하다"면서 "본원에서는 우선 알레르기 증상을 일으킬 수 있는 원인을 제거한 후 증상을 치료하며 알레르겐에 대해 저항할 수 있는 튼튼한 체질로 만들어 주는 것이 치료의 기본"이라고 강조했다.

한편 코 박사로 통하는 김남선 원장은 국내에서 알레르기비염을 가장 많이 치료하는 대표적인 명의로 통한다. 지난 1980년 개원한 이래 현재까지 약 30년 동안 그를 거쳐 간 알레르기 환자는 약 30만 명으로 1년에 약 만여 명에 달할 정도다.김 박사가 이렇게 유명해진 데는 그의 부단 없는 노력이 일구어낸 결과다. 그는 국내는 물론 미국, 일본, 중국, 대만 등지에서 해마다 여러 편의 논문을 발표한다. 이 같은 논문이 배경이 돼 그가 펴낸 알레르기 관련 저서도 10여권이 넘는다.

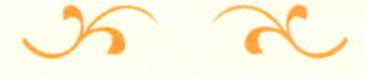

[한방에 길이 있다]

어린이 보약에 비염 치료약 더하면 '키가 쑥쑥'

요즘처럼 맹추위가 계속되면 아이의 건강을 위해 보약을 챙기는 부모가 많다. 한방에선 체력을 키우는 데 삼보(三補)를 추천했다. 약으로 몸을 보완하는 약보(藥補), 음식을 통해 영양을 공급하는 식보(食補), 그리고 운동으로 체력을 길러주는 동보(動補)가 그것이다.이 중 보약은 면역력을 키워 기초체력을 쌓도록 도와준다. 겨울철 어린이 보약의 대표적인 처방이 소건중탕(小建中湯)이다. 최근 영동한의원(원장 김남선)은 소건중탕에 알레르기 비염을 치료하는 소청룡탕을 합방한 결과 어린이 성장에 도움이 된다는 사실을 보고했다.김 원장은 알레르기 질환으로 한의원을 찾은 224명을 1~6세 유아기, 7~12세 초등학생, 13~18세 중·고등학생 등 세 그룹으로 나눠 조사했다. 대상자의 질환은 알레르기성 비염 어린이 156명(69.6%), 축농증 48명(21.4%), 천식과 아토피 피부염 20명(8.9%) 순이었다.그 결과 한약 복용 뒤

6개월 후에는 평균 3~4㎝, 1년 후에는 5~10㎝까지 자랐다. 이 조사 내용은 오는 6월 10일 일본 홋카이도 삿포로시에서 열리는 일본동양의학회에서 발표될 예정이다.김 원장은 "보통 건강한 어린이는 연 평균 3~4㎝ 성장하지만 알레르기 비염 등 질환이 있으면 성장속도가 느려진다"며 "그동안 질환 때문에 크지 못한 아이들이 약 복용 후 '따라잡기 키성장'을 한 것"이라고 설명했다. 백작약·계지 등을 주재료로 하는 소건중탕은 아이의 소화력을 돕고 기를 소통시키며, 알레르기비염 처방인 소청룡탕은 입호흡을 개선해 성장을 방해하는 요인을 제거한 결과라는 것이다. 입호흡을 하면 숙면을 취하지 못해 성장호르몬이 제대로 분비되지 못한다.한방에서 허약아는 장부에 따라 소화기계(脾系)·호흡기계(肺系)·심신경계(心系)·운동신경계(肝系)·비뇨기계(泌系) 허약아 등 다섯 유형으로 분류한다. 이 중 호흡기와

관련이 있는 허약아가 가장 많은 비중을 차지한다. 한방에서 폐는 피부를 주관한다. 따라서 폐계 허약아는 콧물·코막힘 등 이비인후과 질환뿐 아니라 아토피 피부염 등에도 취약하다.김 원장은 "소건중탕과 소청룡탕이 폐계 허약아의 면역기능과 성장기능을 항진시켜 성장을 도운 것으로 판단된다"며 "여기에 어린이에 따라 녹용·의이인(율무)·속단·우술·모과·홍화·녹각교 등을 추가해 효과를 높였다"고 말했다.

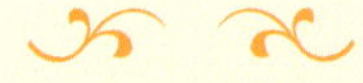

쉿! 코로 숨 쉬면 건강해져요

일본의 한 TV방송에서 방영한 '동물 기상천외!' 프로그램에선 입으로 호흡을 하는 아이들의 흥미로운 얘기가 나온다. 이들 초등학생 16명의 호흡방법을 코호흡으로 교정한 결과 체력이 모두 향상된 것은 물론 집중력도 높아진 것을 확인한 것이다.

입호흡은 건강에 가장 나쁜 호흡법이다. 그래서 전통의학에서조차 구중의 (口中醫)라는 입전문의가 따로 있을 정도였다.

우선 입으로 숨을 쉬면 침이 마르면서 입안이 건조해진다. 입내 세균을 정화시키는 침이 부족하니 충치와 같은 구강질환이 많이 생기고, 입 냄새가 난다.

뻐드렁니나 주걱턱도 입호흡과 관련이 있다. 식사를 할 때도 입을 벌리고 호흡하기 때문에 치아와 혀를 이용해 입을

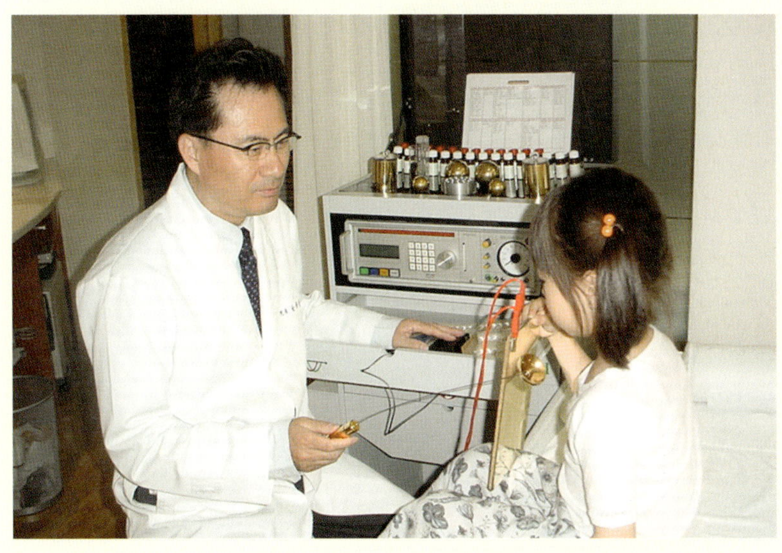

막아야 한다. 이때 40~60g의 압력이 혀를 통해 치아에 가해져 돌출입의 원인을 제공한다. 또 아랫입술이 두툼해지고, 입술이 건조해 잘 튼다.

무엇보다 입호흡은 집중력을 떨어뜨려 학습장애를 일으킨다. 뇌에 필요한 산소 공급이 제대로 되지 않기 때문이다. 독일 튀빙겐대학 크리스티안 포에츠 교수는 잠잘 때 입으로 숨을 쉬거나 코를 고는 아이는 그렇지 않은 아이보다 학습능력이 두세 배 떨어진다고 발표하기도 했다.

입으로 숨을 쉬면 발육과 성장에도 지장을 받는다. 숙면을 취하지 못해 성장호르몬 분비가 잘 이뤄지지 않기 때문이다. 코막힘만 잘 치료해도 키가 클 수 있다는 것은 이런 이유에서다.

입 열고 숨 쉬면 발육 · 성장에 안 좋아
코로 호흡해야 체력 · 집중력 높아져

코호흡으로 바꾸면 면역력도 높아진다. 일본의대에선 코호흡과 백혈구의 활성을 보여주는 HLA과의 관계를 조사했다. 10일간 코호흡을 하면서 충분한 수면과 양쪽 치아를 이용한 씹기를 병행한 결과, 목의 통증이 해소되고, 모두 HLA 활성이 올라간 것으로 나타났다.

한방에선 코막힘을 수독(水毒)으로 해석한다. 호흡기의 기능 저하와 양의 기운 부족으로 수독이 생기는 것이 알레르기 비염이다. 호흡기에 쌓인 수독을 제거하는 데는 의서 상한론에 소개된 소청룡탕이 주요 처방으로 활용된다. 마황 · 백작약 · 오미자 등 8가지 한약재가 동원된다. 마황은 항알레르기 작용을, 작약은 소염 · 이뇨 작용, 오미자는 기침과 체력 증강 효과가 있다.

여기에 호흡기와 소화기능을 좋게 하는 소건중탕(小健中湯), 학습이 부진한 아이에겐 청뇌탕 등을 합방한다. 성장기에 도움을 주는 녹용을 가미하기도 한다.

습관을 바꿔주는 것도 중요하다. 호흡방법을 고치기 위해선 우선 목과 코 · 눈을 깨끗하게 청소하는 습관을 기른다. 가글과 함께 비강에 생리식염수를 넣어 세척한다. 한쪽 코를 막고 다른 쪽으로 들이마시는데 처음에는 힘들지만 반복하면 매우 개운하다. 여기에 배로 숨을 쉬는 횡격막 호흡법도 추천한다. 배에 손을 얹고 코로 들이마시고, 입으로 천천히 내뱉는 심호흡을 한다. 껌을 양쪽 치아로 고루 씹는 껌저작 훈련도 도움이 된다.

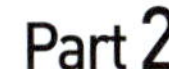
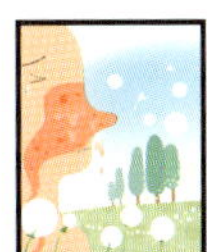

선생님, 아이가 산만해요!

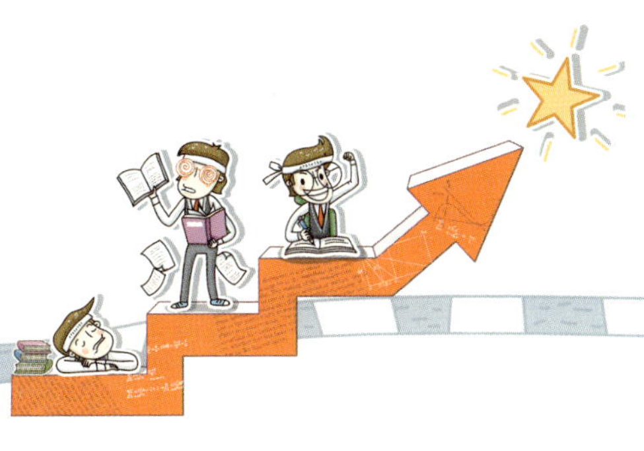

왜 집중력이 떨어지는가

집중력이 좋으려면 우선 아픈 데가 없어야 한다. 복통, 설사, 생리통, 두통, 비염, 요통, 목의 뻣뻣함, 머리의 무거움 등, 아무리 사소한 병이라도 집중력을 떨어뜨린다. 피로도 마찬가지다.

집중력이 좋으려면 우선 아픈 데가 없어야 한다. 복통, 설사, 생리통, 두통, 비염, 요통, 목의 뻣뻣함, 머리의 무거움 등, 아무리 사소한 병이라도 집중력을 떨어뜨린다. 피로도 마찬가지다. 수험생의 경우에는 계속되는 긴장과 수면 부족, 과다 수업 등이 누적돼 쉽게 피로를 느낄 수밖에 없다.

피곤하다는 것은 우리 몸이 '쉬고 싶다'는 신호를 보내는 것이다. 과로, 수면 부족, 스트레스, 정신적인 충격, 불안, 체질, 질병 등 여러 가지가 피로의 원인이 될 수 있다.

피로는 한의학적으로 볼 때 허로虛勞, 노권상勞倦傷 등에 속한다. 허로란 몸의 원기가 떨어지고 내부 기관 기능에 균형이 깨지면서 이상이 생겨 점차 쇠약해지는 만성질환이다. 노권상은 지나친 운동이나 신경을 많이 쓰는 것이 원인이 되어 기력이 약해지고 몸 안의 진액이 소모되면서 나타나는 것이다. 몸을 움직이지 못할 정도로 팔과 다리에 힘이 없고 심지어 말할 기운도 없을 정도이며, 조금만 움직여도 식은땀이 나고 가슴이 답답한 증상을 보인다.

허로나 노권상의 원인은 여러 가지가 있다. 소화기가 약하여 영양분을 제대로 만들지 못하는 비위허약脾胃虛弱, 체내에서 기의 순행을 주관하는 폐와 신장의 기능이 좋지 못한 폐신양허肺腎兩虛, 육음六淫 등이다.

비위허약은 소화기능을 담당하는 비장과 위장의 기능이 약해진 상태를 말한다. 폐신양허는 기의 순행과 전신의 온랭을 조절하는 폐와 신장이 모두 약해진 상태를 말한다. 육음은 풍風, 한寒, 서暑, 습濕, 조燥, 화火, 즉 바람, 추위, 더위, 습기, 건조, 열기의 여섯 가지 외부 환경 조건인데, 이러한 기운이 지나치게 강하거나 모자라는 경우에는 우리 몸에 영향을 미쳐 병을 일으키게 된다. 여름의 무더위와 높은 습도는 사람을 빨리 지치게 하며, 땀을 많이 흘리게 하여 체내 진액과 기를 소모시킨다. 이밖에 무절제한 생활이나 정신적 과로 등도 허로와 노권상의 원인이 된다.

수험생의 피로는 금방 풀어질 성질이 아니기 때문에 피비^{疲憊} 혹은 곤비^{困憊}라고 한다. 피비는 피로를 그때그때 풀어주지 못하여 계속 쌓이는 중에 몸에 무리를 주어 점차 병적인 상태로 발전한 것을 말한다.

아이의 집중력이 걱정된다면, 우선 다음의 것들을 체크해보자.

Check 1 항상 배가 부른 상태인가?

공부를 잘하는 아이들을 보면 소화가 잘 되지 않는 음식은 거의 먹지 않는다. 위장에 부담이 되는 음식이나 과식이 집중력을 떨어뜨린다는 것을 경험적으로 알기 때문이다. 밤늦게까지 공부하다가 배가 고파서 간식을 먹고 나면 그때부터 잠이 오는 것은 흔한 패턴이다. 그러므로 간식은 가볍게 먹어야 한다.

위장에 부담이 되는 음식과 과식은 뇌의 혈류량을 저하시키고 기억력을 떨어뜨린다. 이로 인해 뇌에 노폐물도 많이 쌓이게 된다. 집중력을 높이려면 과식을 피하고 규칙적으로 적당량의 식사를 하며 간식은 유동식이나 음료수 정도로 하는 것이 좋다.

음료수의 선택도 중요하다. 성격이 예민하거나 스트레스를 잘 받는 수험생은 달콤한 음료를, 쉽게 잠이 오고 무던한 성격이라면 설탕과 프림을 넣지 않은 커피를, 위장이 예민하거나 신물이 나는 경우는 생강차를 마시는 것이 좋다.

Check² 자세가 잘못되어 있지는 않은가?

책상 앞에 오래 앉아 있으면 허리가 아프다는 아이들이 있다. 허리가 아프다는 것은 앉는 자세가 바르지 못하다는 것이다. 어릴 때부터 바른 자세로 앉게 하는 것은 척추를 곧게 자라게 하기 위해서인데, 아이들은 그것도 모르고 편하게 앉으려고만 한다. 그래서 척추가 곧게 자라지 못하는 것이다.

기울어진 자세는 척추측만증을 일으킬 수 있다. 등을 구부리고 엎드려서 공부를 하는 습관이 있으면 척추디스크 손상을 일으킬 수 있다. 몸에 힘을 빼고 바른 자세로 앉고 허리에 가벼운 쿠션을 대주어 허리의 만곡을 만들어주는 것이 좋다. 바른 자세는 정신을 바르게 하며 집중력을 향상시킨다.

Check³ 너무 앉아만 있어도 문제

적절한 휴식과 운동도 중요하다. 단 10분의 휴식시간이라도 이를 잘 활용하면 집중력을 높일 수 있다. 가볍게 목운동과 허리운동을 해주고 눈 주위나 뒷목, 어깨 부위를 주물러준 다음 눈을 감고 호흡을 100번 정도 헤아린다. 그리고 손을 비벼 눈과 머리를 만져준다.

가장 손쉽게 할 수 있는 운동은 기지개를 켜는 것이다. 기지개를 켜면 졸음이 사라질 뿐만 아니라 굳어 있던 척추도 풀리고 뇌의 순환이 촉진되어 머리가 맑아진다.

두개골은 정상인의 경우 1분에 6~12회 움직인다고 한다. 그러나 스트레스에 의해 뇌경막이 굳어지면 집중력이 떨어지고 기억력 장애가 생긴다. 이럴 경우 간단한 운동으로 다시 두뇌를 활발하게 할 수 있다.

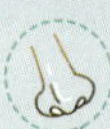 **피곤한 수험생의 특징**

- 머리가 띵하며 무겁다.
- 머리에 추를 하나 매단 것처럼 무지근하며 맑지 못하다.
- 늘 졸려서 하품을 입에 달고 산다.
- 기억력이 자꾸 떨어진다.
- 매사에 의욕이 없고 생동감이 없다.
- 신경질이 심하다.
- 늘 초조하고 가슴이 답답하다.
- 이유도 없이 짜증이 난다.
- 갑자기 불쑥불쑥 화가 난다.
- 밤에 헛소리를 한다.
- 다리에 쥐가 나고 눈가에 경련이 일기도 한다.

의자에 앉아 두 손을 깍지기고 엄지를 가볍게 마주 대고 자신의 호흡을 느낀다. 호흡이 안정이 된 상태에서 100회를 고요히 숨을 쉬고 나서 손을 비벼 눈 주변과 머리를 가볍게 누른다. 졸음이 없어지고 피로가 풀리고 눈이 밝아지고 집중력이 향상될 것이다.

만약 위의 방법으로도 집중력이 생기지 않는다면 한방차나 추나요법으로 치료하는 것이 좋다. 추나요법은 두통이나 머리가 맑지 못할 때, 요통을 치료할 때도 사용된다.

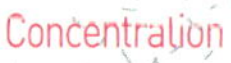

수험생의 적, 코막힘

알레르기성 비염이나 만성 비염, 축농증은 수험생 최대의 적이다. 콧물, 재채기, 코막힘 등이 반복되므로 모든 신경이 코로 쏠려 공부에 집중이 되지 않고 결국 머리가 나빠지고 성적도 오르지 않는다.

고등학교 2학년인 한 여학생이 병원을 찾았다. 중학교 때부터 자주 감기가 들더니 고등학교에 들어와서는 맑은 콧물이 계속 나오고 아침이면 재채기가 심하다고 했다. 게다가 가끔 코가 막힌다고 했다. 최근 들어 집중력이 떨어지고 기억력이 감퇴되는 것 같다고 했다.

이 학생은 알레르기성 비염이었다. 학생들은 책상에 고개를 숙이고 앉아 있는 시간이 많아 코의 통기通氣가 방해를 받으면서 코가 더 나빠진다. 따라서 공부하는 짬짬이 밖에 나가 맑은 공기를 마시거나 공부방의 환기를 잘 하고 건조하지 않게 하는 것도 중요하다.

다량의 콧물, 재채기, 코막힘 등이 반복되므로 모든 신경이 코로 쏠려 공부에 집중이 되지 않고 결국 머리가 나빠지고 성적도 오르지 않는다. 이러한 증상이 있는 학생들은 빠른 시일 내에 콧병을 치료해야만 한다. 알레르기성 비염은 일시적으로 나았다고 해도 재발하는 경우가 많은 끈질긴 질환이므로 인내심을 가지고 치료를 받아야 한다.

알레르기성 비염은 소청룡탕에 알레르기 환자의 체질이나 증상에 따라 금은화, 신이, 석고, 시호 등을 가감하여 치료한다. 앞의 여학생은 이러한 처방으로 2~3개월 꾸준히 치료받아 완치될 수 있었다.

일반적으로 감기가 급성 비염을 거쳐 만성 비염이 되고, 만성 비염을 제대로 치료하지 않아 축농증이 된다. 알레르기성 비염도 오래되면 축농증으로 발전한다. 축농증으로 코가 막히면 냄새를 잘 맡지 못하며 누런 콧물이 나오고 머리가 아픈 증세가 있다. 또 코나 입에서 악취가 나기도 하며, 기억력과 집중력이 떨어진다. 머리가 아플 뿐만 아니라 공부하거나 신문을 보려고 머리를 조금만 숙여도 머리가 무거워진다. 머리가 무거워지면 자연히 주의력이 떨어지고 산만해지기 때문에 항상 답답하고 일이나 공부에 집중을 할 수 없게 된다. 입시를 앞둔 수험생에게 큰 부담이 되는 것은 말할 것도 없다.

요즘 수험생들은 가뜩이나 피곤하다. 정신적·신체적인 입시 압박으로 숙면을 취하지 못하고 식사까지 불규칙하게 하다 보면 금세 피로에 찌든다. 특히 일교차가 심한 환절기가 다가오면 감기를 달고 살며 누런 콧물이 흐르는 축농증 환자는 공부에 집중하기가 더욱 어려워진다.

입시를 앞 둔 수험생들은 축농증에 골머리를 앓으면서도 공부 시간에 쫓겨 치료를 미루다가 결국 증세가 극에 달한 뒤에야 병원을 찾는 경우가 많다. 그러다 보니 병원을 찾자마자 1~2주 내에 축농증을 고쳐달라며 보채기 일쑤지만, 만성 축농증을 그 짧은 기간 내에 고치기란 한마디로 불가능하다.

축농증은 수술 후에도 장기적인 치료가 필요하다. 정 학업에 쫓기는 학생이라면 방학이라도 활용해 축농증의 치료시기를 놓치지 말아야 할 것이다. 공부하기 바쁘다고 치료시기를 미루는 것은 잘못된 것이다. 축농증의 증세는 코막힘과 두통 등이다. 공부를 잘하고 싶다면 우선 집중력을 분산시키는 질병부터 깨끗이 치료한 뒤에 최상의 상태로 학습에 임하는 것이 현명하다.

성적을 탓하지 말고 코를 탓해라

만성 비염이나 알레르기 비염, 축농증은 수험생들의 대학 입시에도 최대의 적이다. 콧물, 코막힘, 재채기 등이 반복되면 모든 신경이 코로 쏠려 학업에 집중할 수가 없게 된다.

코가 막히면 주의력과 집중력이 떨어지고 기억력도 나빠진다. 공부할 때 코가 막히고 콧물이 나면 코를 자주 풀어야 하며, 두통이 수반되는 경우가 많아 아이들은 집중을 할 수 없어 학습 능력이 떨어지는 것이다.

또한 코가 막히면 입으로 호흡을 하게 되는데, 이렇게 되면 몸에서 필요한 산소를 충분히 공급할 수가 없기 때문에 인체에서 가장 많이 산소를 소비해야 하는 뇌의 성장과 활동이 나빠지게 된다.

비염 환자들은 책을 보거나 글씨를 쓰기 위해 고개를 앞으로 숙이면 머리가 아프거나 머리를 짓누르는 느낌이 심해진다. 통증도 통증이거니와 숨을 쉬는 것 자체가 편치 않아 집중력이 크게 떨어진다. 그러니 당연히 학업에 지장을 받게 되고, 성적부진으로 이어질 수밖에 없는 것이다.

만성 비염이나 알레르기 비염, 축농증은 수험생들의 대학 입시에도 최대의 적이다. 콧물, 코막힘, 재채기 등이 반복되면 모든 신경이 코로 쏠려 학업에 집중할 수가 없게 된다. 코가 막혀 숨을 쉬기가 어렵고 답답한데 눈앞의 문제집이 눈에 들어올 리가 없다. 기억력이 없어지고 문제를 풀기 위한 집중력도 떨어지니 학습 능률이 떨어진다. 이런 일이 여러 차례 쌓이면 당연히 성적이 나빠지거나 머리가 둔해진다.

그러므로 이러한 증상이 있는 학생들은 빠른 시일 내에 콧병을 치료하는 것이 바람직하다. 적절한 시기에 치료하지 않고 방치하면 비단 학업뿐만이 아니라 모든 일에 흥미를 잃고 주의가 산만해질 가능성이 크다.

콧속에 공기가 잘 안 통하면 콧물이 썩거나 병균을 키우게 되어 병이 생긴다. 따라서 부모들은 성적만 가지고 닦달할 것이 아니라, 책상에만 앉아 있는 자녀들의 모습에 좀 더 관심을 기울여야 한다. 자녀들을 책상 앞에만 붙들어 맬 것이 아니라 밖에 나가 맑은 공기를 마시도록 하고, 공부방도 잘 환기시키고 너무 건조하지 않도록 주의를 기울여야 한다.

코 알레르기를 조기에 발견하여 적절한 치료를 받게 하면 만성 축농증으로 발전하는 것을 막을 수 있고, 빠른 시간 내에 고름 등의 분비물을 잘 제거하면 떨어지는 성적 또한 다시 끌어올릴 수 있다.

코 알레르기를 치료해 성적을 올린 사례도 있다. 고교 2학년인 N은 학교에서 상위권을 유지하던 우수한 학생이었지만, 2학년이 되면서부터 성적이 떨어져 불만이 많았다. 원인은 코 알레르기 때문이었다. N은 아침에 일어나 30분 정도는 발작적인 재채기와 수돗물을 틀어놓은 듯한 콧물에 시달려야 했다. 상쾌해야 할 아침이 어수선하고 불쾌하기만 했던 것이다. 학교에서도 책상에 앉아 있으면 코가 막혀 공부하는 데 집중이 안 되고 눈이 아프고 머리가 멍하고 아프기 일쑤였다.

N의 경우 소청룡탕을 매일 복용하고 일주일에 2회 정도 레이저 치료와 침 치료를 병행했다. 그 결과 콧물이 현저하게 줄어들고 하루 20여 차례나 생기는 재채기가 없어졌으며, 코가 시원해졌다고 즐거워했다. N은 3개월 치료로 증상이 소실돼 약 복용을 중단할 정도가 되었는데, 성적도 물론 원래대로 향상되었다.

15세의 P 역시 재채기와 콧물, 코막힘, 기침을 호소하며 내원했다. P는 돌 전에는 태열이 있었고, 5~7세 때는 기침과 천식, 8세 때부터는 알레르기성 비염으로 늘 약을 달고 살았다고 한다. 당시 P는 코 점막이 부어 있고, 늘 코가 막혀 밤에 코로 숨을 쉬지 못하고 입으로 숨을 쉬는 입호흡을 하고 있었다. 심한 코막힘으로 늘 킁킁거렸고 기억력이 약해지고 집중이 잘 되지 않아 당시 학교 석차가 100명 중 55등이었다.

과외를 하고 오랜 시간 공부를 해도 좀처럼 성적이 오르지 않는다고 하소연하는 P에게 소청룡탕에 청뇌탕을 넣고 녹용을 첨가하여 6개월 동안 복용시키자, 비염 증세가 많이 사라지고 성적도 향상되어 100명 중 8~10등을 유지할 정도가 되었다.

축농증은 자녀의 학업에 가장 큰 적이다. 자기 능력을 100이라고 봤을 때 코 질환이 있는 학생은 70~80% 정도밖에 능력을 발휘할 수 없게 된다. 코 질환이 있는 학생들은 치료를 서둘러야 학업에 좋은 성과를 얻을 수 있다.

머리 좋아지는 약?
머리 맑아지는 약!

세상에 머리가 좋아지게 하는 약은 없다. 현재의 머리 상태를 최상으로 끌어올리는 약이 있을 뿐이다. 총명탕도 마찬가지다. 머리를 맑게 해서 집중을 높이는 약이다.

종종 한약 중에 머리가 좋아지는 약이 있냐고 문의하는 사람들이 있다. 다짜고짜 총명탕을 지어달라고 떼를 쓰는 사람도 있다. 세상에 머리가 좋아지게 하는 약은 없다. 현재의 머리 상태를 최상으로 끌어올리는 약이 있을 뿐이다. 바꿔 말하면 두뇌의 발달 상태는 그대로지만 두뇌의 환경을 맑게 하여 가진 능력을 최대로 발휘할 수 있도록 도와준다는 것이다. 총명탕도 마찬가지다. 머리가 좋아지게 하는 약이라기보다는 머리를 맑게 해서 집중력을 높이는 약이다.

한의학에서는 머리를 맑게 하여 두뇌 발달을 도와줄 수 있는 나이를 세 살까지로 본다. 세 살까지는 한약이 두뇌의 발달을 직접적으로 도울 수 있고, 세 살 이후로는 직접적인 두뇌 발달은 안 되지만 자신이 가지고 있는 지력을 효과적으로 발휘하도록 간접적으로 도울 수 있다.

간肝이나 심心의 기운이 너무 항진되어 주의가 산만하고 집중력이 떨어지는 아이나, 열이 많아서 잠시도 가만히 앉아 있지를 못하는 아이에게 열을 식히는 처방을 하면 훨씬 안정되고 침착해진다. 열이 위쪽으로 몰리게 되면 머리가 혼탁해져 집중력이 떨어지고 정신 상태가 산만해지기 때문이다. 따라서 열이 위쪽으로 몰리는 것을 잡아주면 공부 능률도 높일 수 있다.

몸속에 열이 많은 상태에서 따뜻한 기운이 많은 약을 먹으면 집중력이 떨어진다. 아이들에게 인삼이나 꿀처럼 열성熱性 음식을 많이 먹이거나 약을 장기간 복용케 하는 것이 좋지 않은 것도 이 때문이다. 수험생에게는 대추차와 녹차를 마시게 하는 것이 좋다. 채소나 과일 등은 머리를 맑게 하는 음식이고, 맵거나 기름지고 단 음식들은 머리를 혼탁하게 한다.

녹용에 대한 질문도 종종 듣는다. 녹용을 먹으면 머리가 나빠지거나 살이 찌지 않느냐는 것인데, 이는 잘 모르고 하는 말이다. 녹용 또는 녹용이 배합된 처방을 복용하면 학습열이 높아지고 기억력이 향상되면서 학업 성적이 좋아진다.

최근 발표된 논문에 의하면 녹용은 간 보호, 혈당 강하, 조혈작용, 면역 기능 향상, 강심작용, 항스트레스 작용, 성장·발육 촉진, 항노화작용 등을 한다. 또한 녹용은 뇌의 대사에 관여하여 어린이로부터 노인에 이르기까지 기억력을 재생시키고 건망을 해소시키는 데 탁월한 효과가 있다.

녹용 속에 들어 있는 인지질류 화합물은 생쥐의 학습과 기억 능력을 활성화시킨다. 녹용을 복용한 생쥐는 미로 실험과 조건반사 실험에서 가속도가 붙어 학습 능력이 좋아지고 기억력이 향상되었다. 에틸알코올과 다른 시약으로 추출한 녹용을 학습과 기억력 장애를 일으킨 생쥐에게 복용시켰을 때도 현저한 회복 효과가 나타났다.

이는 녹용의 RNA 및 단백질 함량 증가 효능과 관련이 있다. 녹용은 뇌조직의 단백질 합성 촉진 반응으로 기억력을 좋게 하여 항노화작용을 하는 것이다.

사람이나 동물은 나이가 들어가면서 뇌조직 중에 MAO의 활동이 높아지고, 특히 MAO-β가 늘어난다. 녹용의 인지질은 바로 이런 퇴화현상을 확실히 억제한다. 또한 뇌와 간조직의 MAO-β 활성 억제에 뛰어난 효과를 발휘한다. 임상적으로도 총명탕이나 귀비탕에 녹용을

배합한 처방은 기억력 증진과 건망 해소, 치매 예방에 탁월한 효능을
보인다.

사람이 늙어간다는 것은 대뇌의 노화작용과 밀접한 관계가 있다.
늙으면 대개 기억력이 떨어지고 이로 인해 의기소침해질 때가 많다.
이때 녹용을 복용하면 기억력 재생 효과를 볼 수 있다.

집에서 만드는 집중력 강화 음식

찻잎은 모든 요리에 응용할 수 있는 좋은 식품이다. 차는 혈액 순환에도 좋고, 심장도 튼튼하게 하며, 이뇨작용도 도와준다. 또한 피로를 풀어주는 효과도 크다.

"집중력이 워낙 없어서 걱정인데 한약을 먹으면 성적이 올라간다면서요?"

도무지 집중이 안 되고 몇 시간을 책상 앞에 앉아 달달 외워도 그때뿐이라는 고등학교 3학년 J의 고민은 돌아서면 잊어버린다는 것이다.

『동의보감』에는 잘 잊어버리는 이유를 심장과 비장의 두 경락에 있다고 했다. 심장과 비장은 사색하는 것, 다시 말해 머리를 쓰는 일들을 주관한다. 수험생의 경우에는 사색하는 것이 도가 지나쳐 심장과 비장을 상하게 하는 것이다. 한마디로 심비허손心脾虛損이다. 이렇게 되면 집중력과 기억력이 떨어지면서 건망증이 심해지게 된다.

이럴 때는 심장과 비장의 기능을 보해주고 최상의 기능을 할 수 있도록 돕는 약재로 효과를 볼 수 있다. 수험생은 계속되는 긴장과 수면 부족, 과다 수업 등이 누적돼 있는 상태이기 때문에 조금만 관심을 갖고 신경을 써주면 집중력을 높일 수 있다. 우리가 늘 먹는 식품 중에도 이런 역할을 하는 것들이 의외로 많다. 대표적인 것이 차이다.

차라고 하면 보통 차나무 잎을 말린 다음에 그 잎을 달여 마시는 녹차를 생각하지만, 찻잎은 모든 요리에 응용할 수 있는 좋은 식품이다. 차는 혈액 순환에도 좋고, 심장도 튼튼하게 하며, 이뇨작용도 도와준다. 또한 피로를 풀어주는 효과도 크다. 카페인 성분이 있으나 아주 약하고, 위에 부담을 주지도 않는다. 비타민C 또한 풍부하다. 약간 쓴 맛이 나서 열을 내려 머리와 눈을 맑게 하고 음식을 잘 소화시키는 작용도 한다. 무엇보다 사고력을 길러주고 졸음이 오는 것을 막는 작용이 있으니 수험생들에게 권할 만하다.

찻잎을 넣어 만들 수 있는 음식은 채소를 넣어 만들 수 있는 모든 요리라고 해도 지나치지 않을 정도로 다양하다.

Check¹ 찻잎 잣가루 무침

찻잎 잣가루 무침은 집중력을 높이는 데 아주 좋다. 찻잎 30g, 잣가루 1큰술, 진간장 2큰술, 다진 마늘 2작은술, 참기름만 있으면 된다.

① 끓는 물에 소금을 넣고 찻잎을 데친다.

② 데친 찻잎은 물기를 꼭 짜서 다진 마늘을 넣고 무치다가 참기름과 잣가루를 넣는다.

Check² 황기 만삼 두부 탕수

황기는 콩과에 속하는 다년생 약재로, 성질은 약간 따뜻하고 맛이 달며 독이 없다. 허약하고 마른 사람에게도 좋다. 기를 돋워주고 살찌게 하며 추웠다 더웠다 열이 나는 것을 막아준다. 『동의보감』에는 기가 허하여 나는 식은땀을 멎게 한다고 했고, 『방약합편』에서는 모든 허증을 다스리며, 기를 돋워주고, 소화기를 건강하게 하며, 열을 없애고, 종기가 생겼을 때 농을 배출시키며, 혈액 순환을 촉진한다고 했다.

뿌리를 약재로 쓰는데, 건재상에서 파는 황기는 가을에 뿌리를 캐어 씻은 후에 꼭지 부분을 자르고 잔뿌리를 손질하여 말린 것이다. 뿌리가 길고 곧으며, 꺾어보았을 때 솜처럼 부드러운 섬유질이 드러니는 것을 택한다.

만삼은 도라지과에 속하는 여러해살이풀로 뿌리를 말려 약으로 쓴다. 단맛과 독특한 냄새가 있다. 소화 기능을 높이고 기운을 돋우는 효과가 있다. 『본초학』에서는 소화기나 호흡기가 약한 경우, 병을 앓아 허약해졌을 때 쓰면 효과가 크다 했다. 단 설사 증세가 있을 때는 쓰지 않는다.

하지만 몸에 좋은 것이라고 맛없는 것을 먹을 아이들이 아니다. 그래서 황기와 만삼을 두부와 함께 요리하는 것이다.

두부 1모, 황기 또는 만삼가루, 녹말가루 1컵, 달걀 1개, 당근, 표고버섯, 양파, 피망, 설탕, 식초 각 3큰술, 진간장 2큰술, 참기름 1작은술, 후춧가루, 녹말가루, 식물성 튀김기름, 육수가 필요하다.

① 달걀과 물, 녹말가루를 섞어 반죽할 때 황기나 만삼가루를 함께 섞는다(황기나 만삼가루는 한약 건재상에서 분말 상태로 사거나, 분쇄기에 갈아서 쓴다).

② 두부는 밑간을 하여 노릇노릇하게 지진다.

③ 육수에 설탕, 식초, 진간장, 참기름, 후춧가루, 녹말가루를 섞은 후에 준비한 채소를 넣어 팬이 뜨거워지면 한 번에 붓고 되직해질 때까지 젓는다.

④ 구운 두부에 탕수를 얹는다.

Check³ 콩가루 감자찜

검정콩은 이뇨작용을 도와주면서 체내의 독을 거르는 작용을 한다. 또한 콩은 소화기를 튼튼히 하며 장을 보호하는데, 오래 먹으면 몸이 무거워진다. 대두는 암 예방에 효과가 있으며, 까치콩은 스트레스 해소에 도움이 된다.

감자는 비타민C가 풍부한 식품이다. 성질은 매우 차서 위장의 열을 내리며 갈증을 멎게 한다. 이뇨작용을 하여 몸 안에 불필요하게 쌓인 수분을 없애거나 술독을 푸는 데 좋다. 생감자를 강판에 갈아 컵에 담궈 놓았다가 앙금을 먹으면 위궤양에 효과가 있으며, 소화 작용을 돕는다.

감자 1개, 날콩가루 반 컵으로 만들 수 있는 쉬운 음식이 바로 콩가루 감자찜이다.

① 감자는 너무 두껍지 않게 반달썰기를 한다.

② 감자에 날콩가루를 고루 묻힌다.

③ 날콩가루를 묻힌 감자를 찜통에 찐다.

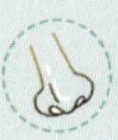 # 집중력을 높이는 한방 처방

– 반하백출천마탕

몸이 천근만근 무겁고, 손과 발이 차며, 머리가 아프고, 어지러울 때 쓴다. 비위 허약으로 인한 두통에도 효과가 있다.

처방은 반하, 진피, 맥아, 생강 각 6g, 백출, 신곡 각 4g, 창출, 인삼, 황기, 천마, 백복령, 택사 각 2g, 건강 1.2g, 황백 0.8g이 들어간다.

복용법은 하루에 세 번, 식사 후 30분에 복용한다.

– 귀비탕

근심과 사색이 지나쳐 심장과 비장을 상하게 하여 생기는 건망증이나, 별 이유가 없는데도 갑자기 가슴이 두근거리고 스스로 자제할 수 없을 때 효과가 있다.

처방은 당귀, 용안육, 산조인, 원지, 인삼, 황기, 백출, 백복령 각 4g, 목향 2g, 생강, 대추 각 6g이 들어간다.

복용법은 하루에 세 번, 식사 후 30분에 복용한다.

두통·우울증 등 고3병 앓는 우리 아이
'뇌의 기력' 높여 안정감·기억력 향상

이맘쯤이면 수능이 50일도 채 남지 않은 상황이라 두통과 불안, 초조, 우울증 등 '고삼병(高三病)'이라 불리는 각종 스트레스성 증후들로 수험생의 긴장감과 스트레스, 건강상태는 최악의 상황에 도달해 있다고 봐야 한다.

사정이 그렇다 보니 부모들의 관심 또한 고갈된 체력을 보강하여 건강한 체력을 만들고, 최대한으로 집중력을 높일 수 있도록 분위기를 조성하여 수능까지 현 페이스를 유지하도록 하는 것이다.

두뇌에 좋은 음식은 물론 각종 몸에 좋다는 영양제, 집중력을 향상시키고 체력을 보강하는 한약은 엄마가 제일 먼저 챙겨야 할 것들이다.

우리의 몸은 각 부분마다 필요한 에너지가 있어야 활동을 제대로 할 수 있다. 몸에 힘이 있어야 건강한 것처럼 뇌에도 뇌력, 즉 뇌의 신경을 유지하는 힘이 충만해야만 기억력과 집중력, 사고력과 창조력 등이 생긴다. 몸이 약하면 보약을 먹는 것처럼 뇌력이 약하면 뇌의 기능을 높여주는 뇌 영양제를 복용해야 한다.

일종의 수험생 보약이라 할 수 있는 'YD총명탕'은 기억력과 집중력을 높이는 데 탁월해 수험생에게는 가장 인기 있는 뇌 영양제로 손꼽히고 있다.

중국 명나라 의관 '공정현'의 저서 '종행선방'을 보면, '잊어버리기를 잘하는 것을 치료한다', '오랫동안 먹으면 하루에 천 마디 말을 외울 수 있다'라고 하여 총명탕이 기억력과 집중력에 탁월한 효과가 있음을 얘기했다. 총명탕의 효능은 동의보감에서도 건망증을 치료하는 데 탁월하다고 할 만큼 공부하는 수험생에게는 더할 나위 없이 좋다.

YD총명탕에 들어가는 백복신, 원지, 반하, 황기, 석창포, 용안육 등은 피로를 없애주고, 뇌의 혈액순환을 촉진해 머리를 맑게 하여 주며, 정신적 안정감을 주며, 기억력과 집중력을 향상시켜 시험을 앞두고 불안해하는 수험생에게 효과적이다.

그러나 총명탕이 수험생에게 좋다고 하여 무조건 복용하는 것은 좋지 않다. 피곤하고, 집중력이 떨어지는 원인이 무엇인지 파악한 후 증상과 체질에 맞는 약재를 가감하여 처방받는 것이 좋다.

수험생의 집중력을 떨어뜨리는 원인 중에 비염, 천식, 축농증 등 코 알레르기 질환도 빼놓을 수 없다. '공부하기도 바쁜데 치료는 나중에~' 라는 건 공부의 전후 순서를 모르고 하는 소리다. 쉴 새 없이 흘러나오는 콧물과 재채기, 코막힘은 집중력을 분산시켜 공부에 대한 능률을 떨어뜨린다.

또한 코막힘이 입호흡을 유발해 숙면을 방해하고 뇌로 가는 산소공급을 원활하지 않게 만들어 기억력을 떨어뜨린다. 코 알레르기의 대표 한약으로 손꼽히는 YD영동탕은 그동안 30만 명에게 투약한 검증된 한방약으로 폐 기능을 강화하고, 면역력을 키워줌으로서 콧물, 재채기, 코막힘은 물론 성장과 학습, 얼굴변형에도 탁월한 치료효과를 보여 의학계에서도 큰 관심을 보이고 있다.

수험생의 기억력 · 집중력을 향상시키는 데는 녹용과 청뇌탕, 귀비탕 또한 빼놓을 수 없다. 최근에 밝혀진 녹용의 효능을 보면 뇌력 증진, 성장발육 촉진, 골절 형성 촉진기능, 간 보호작용, 조혈작용, 항스트레스 작용, 면역기능 향상, 골다공증 예방과 치료 등 매우 광범위하다.

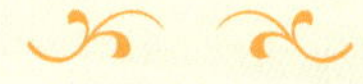

코막힘, 자녀 성적에도 악영향

입으로 숨 쉬면 얼굴 틀어지고 성장도 부진

이가 없으면 잇몸으로 산다지만, 코가 막힐 경우 입으로만 숨을 쉬기는 쉽지 않다. 특히 코막힘이 성장기 어린이라면 더욱 심각하게 받아들여야 한다. 입으로 숨을 쉬는 구(口)호흡이 얼굴 형태의 변화는 물론 성장 장애와 집중력·기억력 감퇴 등 심신에 악영향을 미친다는 사실이 구체적으로 드러나고 있기 때문이다. 영동한의원 김남선 원장은 6~8일 일본 센다이 국제센터에서 열린 동양의학회에서 청소년의 구호흡 실상을 밝혀 관심을 끌었다.

논문에서 그는 "평소 구호흡으로 생활하는 6~18세 남녀 학생 1312명을 조사한 결과, 성장부진이 가장 많은 50.3%(660명), 정서불안·학습부진·산만이 30.2%(396명)로 구호흡이 삶의 질뿐 아니라 심각한 성장 및 정서장애를 일으키는 것으로 나타났다"고 설명했다. 또 구호흡은 얼굴 형태에도 영향을 미쳤다. 치아 부정교합이 5.5%(72명), 주걱턱 2.4%(32명), 아데노이드형 얼굴도 1%(13명)나 됐고, 눈 주위가 검게 보이는 다크서클도 2.2%(29명)에 이르렀다. 구호흡을 하려면 항상 입을 벌리고 숨을 쉬거나, 음식을 먹어야 한다. 따라서 구강 내 압력의 균형이 깨져 장기적으로 치아와 아래턱의 변형이 불가피하다. 특히 침이 말라 입안이 건조해지고, 이로 인해 충치 등 구강질환이 잘 생긴다.

성격 예민해지고 짜증 늘어
약재·침 치료 병행하면 효과

집중력이 떨어지고, 주의가 산만한 것은 뇌에 산소 공급이 불충분하기 때문. 또 깊은 잠을 자기 어려워 숙면 시 분비되는 성장호르몬이 부족해 키가 자라지 못한다. 성격이 예민해지다 못해 신경질적이고, 짜증이 많아지는 것도 공통적인 현상이다.

김 원장은 논문에서 구호흡의 원인도 소개했다. 코를 막히게 하는 알레르기성 비염이 60.2%로 가장 많았고, 다음은 축농증 21.3%, 감기 10%, 아데노이드 비대 6.4%, 폴립 2.1% 순이었다.

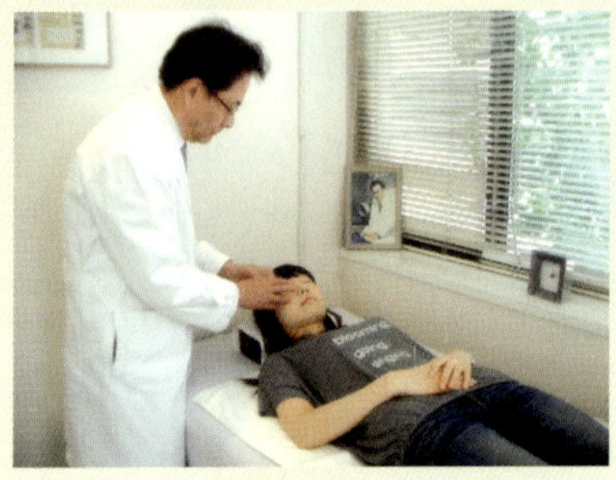

논문에서 김 원장은 치료 약재로 마황·백작약·오미자·형개 등 10여 종을 사용했고, 면역력을 높여주기 위해 녹용과 계지·황기·교이·금은화 등을 이용했다고 발표했다. 그는 여기에 침·레이저·바이콤 복합치료·아로마 등을 병행해 효과를 높였다고 밝혔다.

그는 "치료 결과 성장과 발육이 좋아졌고, 집중력과 기억력을 향상하는 효과가 있었다"며 "치료는 얼굴 형태의 변형이나 성장장애가 오기 전에 하는 것이 더욱 효과적"이라고 밝혔다.

아이의 구호흡 여부를 알려면 ▶입이 항상 반쯤 열려 있는지 ▶입술이 늘 건조하고, 입안이 말라 있는지 또 ▶잘 때 입을 벌리고 자는지를 점검하면 된다. 어른의 경우도 ▶아침에 일어났을 때 목이 건조하고 따끔따끔 아픈지 ▶콧구멍을 의식해서 움직일 수 없거나 ▶입을 다물면 아래턱이 동그랗게 되는 등 특징적인 증상이 있다.

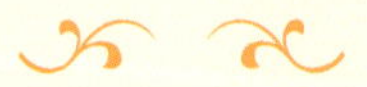

어린이 코 알레르기,
키 성장 · 학습에 치명적 악영향

알레르기성 비염이 어린이의 성장 장애와 기억력 감퇴, 주걱턱 발생, 천식 이행 등 악영향을 미치는 것으로 나타났다.
지난해 영동한의원 코 알레르기 클리닉 김남선 원장이 국제동양의학학술대회에서 발표한 결과에 따르면 비염을 앓고 있는 초등학생 1,570명을 대상으로 키가 평균보다 작은 어린이는 302명으로 15.5㎝나 작았고 치아 부정교합인 어린이는 114명이었다.
또한 기억력 감퇴와 집중력 저하 등으로 중간 성적 이하를 받은 학생과(32.2%) 정서불안, 난폭, 소극적인 어린이(15.9%), 천식이나 만성 축농증, 아토피 피부염으로 발전한 어린이도 67.8%나 됐다.
김원장은 "알레르기성 비염이 계속되면 입으로만 호흡을 해 구강구조가 바뀔 뿐 아니라 성장기 어린이의 영양 및 뇌 산소공급이 떨어져 정서적 · 신체적 성장 · 발육이 더디게 된다"고 설명했다.

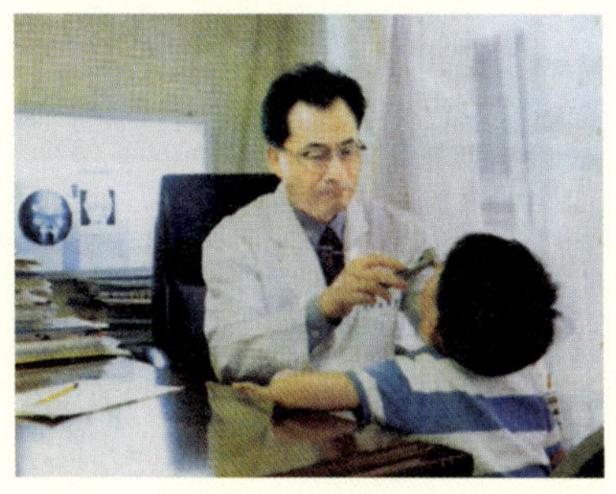

영동한의원 김남선 원장은 국내는 물론 외국에서도 널리 이름이 알려진 코 알레르기 전문 한의원으로 이곳에서 치료를 받기 위해서는 두 달은 기다려야 할 정도다.
우리나라 전국은 물론 일본에서도 예약 환자들이 밀려 있고 의료기도 최첨단 기기들을 갖추고 '한 · 양방 협진시스템'으로 치료효과를 극대화하고 있다.
김남선 원장이 지난 6월 일본동양의학회(요코하마 국제회의장)에서 발표한 내용을 보면 알레르기성 비염의 3대 증상은 재채기, 콧물, 코막힘이고, 특히 어

조선일보

미국, 일본, 유럽 등 세계 각국에서 코 박사로 통해

환자수도 1년에 1만 명

일본에서도 진료 예약, 치료시설도 종합병원 수준

린이의 코막힘은 뇌를 나쁘게 만들고 신체를 약하게 하며 소아의 코막힘은 구호흡을 유발하게 된다.

소아의 구호흡은 매우 나쁜 영향을 주는데 그 중 하나는 머리가 나빠진다는 것이고, 둘째는 성장발육에 지장을 준다. 코막힘 때문에 구호흡을 하면 필요한 산소섭취량이 감소한다. 산소의 영향을 가장 많이 받는 곳은 뇌이다. 뇌는 에너지원으로서 포도당과 산소를 사용하므로 소아의 성장단계에서 산소가 부족하면 뇌의 성장이 나빠지고 머리가 나쁜 아이가 될 수 있다.

뇌의 신경회로에서 만들어진 정보회로는 3세 전후에 완성되고 그것이 아이의 일생을 결정하게 된다. 한방약(소청룡

체험사례　　　　　　　　　　　　　　　　박건우(7세, 남)

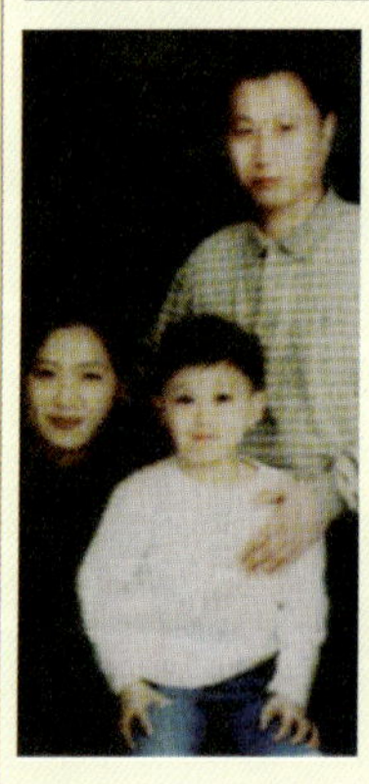

생후 2개월 때부터 열감기와 중이염 증세로 소아과 치료를 받기 시작했다. 잦은 병원치료와 식욕부진으로 인해 다른 아이들보다 키도 작고 몸무게도 작았다. 안과에서는 눈을 자주 비비다 보니 이미 눈의 각막이 많이 손상되어 있어 항생제 치료도 잘 듣지 않는다고 했다.

가을부터 한방치료를 받은 이후 가려운 코증세, 눈부빔, 눈물 증세 등이 사라졌고 두통증세와 식사량 등의 모든 면에서 좋아졌다며 감사하다고 전했다.

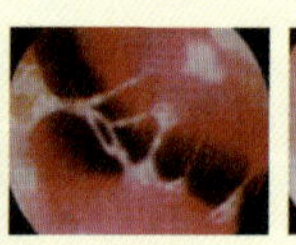

치료전

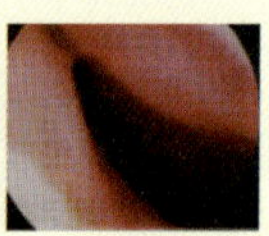

치료후

탕과 녹용)을 투약해 알레르기성 비염을 치료해 코막힘을 없애주고 비강호흡을 하게 하여 어린이의 뇌와 성장발육에 도움을 주었기에 보고한다.

"구호흡을 하는 소아에 소청룡탕과 녹용을 투여해 학교 공부와 키 성장에 효과를 줌"
- 9세 남자 초등학생 반성적 20등 향상
- 14세 여자 중학생 평균키보다 3.9㎝ 성장

사례를 들어보면 첫 번째로 9세 남자 초등학생으로 학교성적은 반 40명중에서 31등으로 2002년 11월 4일 초진을 했다. 주된 병은 비색, 비출혈로 특이한 상황은 없고 5세 때 알레르기성 천식이 있었다. 현재는 1년 전부터 감기가 자주 들어 코막힘이 있고, 때로는 비출혈이 일어난다. 치료경과를 보면 통년성 알레르기성 비염으로 비폐색으로 학교에서와 집에서 잘 때에도 늘 구호흡을 하였다. 소청룡탕을 3개월 복용하고 비강호흡으로 정상호흡하고 그 이후 청뇌탕과 소청룡탕을 합방하여 3개월 복용하고 투약을 중지했다. 학교 성적도 10등 이내로 월등히 좋아졌다.

두 번째 사례로는 14세 여자 중학생으로 학교성적은 중간정도이고 체중은 53.2kg, 키 144㎝로 평균키에 8㎝ 미달했다. 초진은 2002년 12월2일이고 주된 병은 비색, 비즙이었다. 어릴 때 태열이 있었고, 비염이 축농증으로 발전했다. 2년 전부터 비폐를 호소하고 구호흡이 지속되었다.

치료경과를 보면 계절성 알레르기 비염으로 12월 24일 재진하고 비색증이 많이 개선되어 구호흡이 비호흡으로 전환되었다. 소청룡탕 복용 2개월 후 증상이 호전되어 다시 소청룡탕에 녹용건중탕을 합방하여 6개월간 투약 그 후 8개월만에 재진하니 키가 156㎝가 되어 같은 나이 평균키보다 3.9㎝ 더 컸다

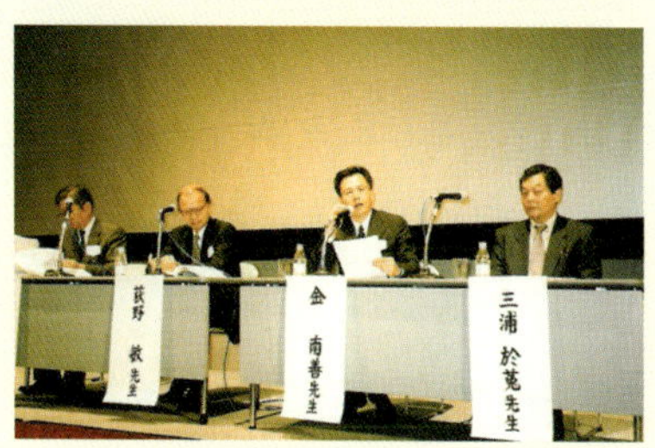

川口(가와구찌) 일본 동경의대 교수와 사토시 오사카대학의 이비인후과 교수들과 영동한의원 김남선 박사의 심포지엄 토론

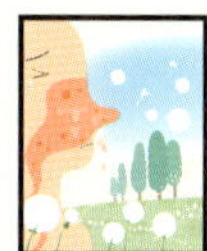

Part 3

Personality

알레르기가 성격도 변하게 하나요?

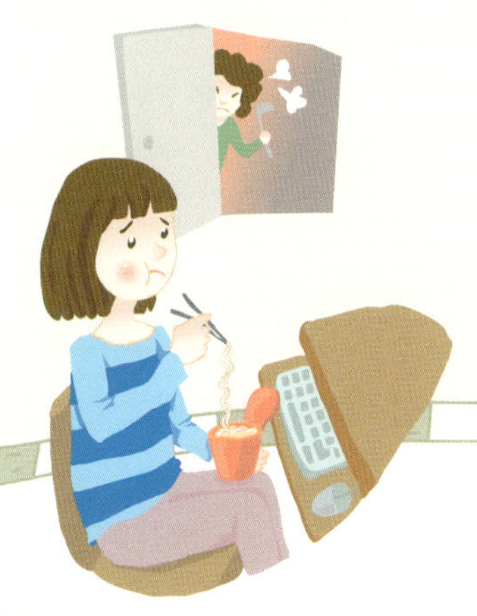

천진난만해 보여도 **스트레스**가 있다

아이들은 어른보다 문제해결 능력이 떨어지기 때문에 스트레스를 훨씬 더 많이 받으며, 스트레스를 받았을 때 대처하는 것도 서툴다.

주위 환경이나 내적인 문제에 의해 원하는 바가 마음대로 되지 않으면 누구나 스트레스를 받게 된다. 스트레스란 한마디로 어떤 요구에 대한 처리 능력의 부적절함에서 온다고 할 수 있다. 스트레스의 원인으로는 가족, 친구, 학교 등 외적인 것과 자신의 내부에서 오는 내적인 것이 있다.

아이들에게도 스트레스가 있을까? 어른들의 눈에는 천진난만해 보이는 아이들에게 고민 같은 건 없을 것 같다. 하지만 아이들은 어른보다 문제해결 능력이 떨어지기 때문에 스트레스를 훨씬 더 많이 받으며, 스트레스를 받았을 때 대처하는 것도 서툴다. 또 언제든 나이에 맞는 걱정거리가 생기기 마련이다. 아이가 아주 어려도 마찬가지다. 어린아이의 경우에는 너무 기분이 좋아서 흥분하여 마음의 균형을 잃거나 몸과 마음의 조화를 이루는 과정에서도 스트레스를 받게 된다.

대부분의 부모들은 아이를 잘 가르치고 좋은 것을 먹이는 데는 신경을 많이 쓰지만 아이의 기분이나 심리 상태에 대한 주의가 부족하다. 사실 스트레스는 엄마 뱃속에서부터 시작된다. 태아는 주변의 소음이나 엄마의 정서 변동과 심리적 불안 등을 전달받기 때문이다. 스트레스를 많이 받은 태아는 까다로운 아이가 되기 쉽다.

젖먹이 아이들 또한 자신만의 욕구가 있고, 그 욕구가 해결되지 않으면 스트레스를 받는다. 세 살짜리 아이도 마찬가지다. 아이들은 세 살이 되기 전까지는 자신의 스트레스나 상처, 가족 내에서의 문제를 말로 제대로 표현하지 못하고 적절히 대처하지도 못한다.

아이의 두뇌는 세 살 이전에 80% 이상이 형성된다. 이 시기에 과중한 스트레스를 받으면 지능 발달에도 지장을 주고 학습 능력도 떨어지게 된다. 스트레스 상태가 지속되면 코티솔이라는 호르몬이 과다하게 분비되어 뇌세포를 죽이기 때문이다. 따라서 이 시기에 심한 스트레스를 받은 아이는 두뇌 발달도 늦어지고 신체 발달과 말도 늦어진다. 이런 아이는 성장한 뒤에도 어려운 상황을 접하면 쉽게 좌절하고 제대로 대처하지 못하는 등 위기관리 능력이 부족하게 되고, 정서적·사회적인 발달도 원활할 수가 없다. 스트레스가 해소되지 못하고 누적되면 평생에 걸쳐 심리나 행동 면에 장애로 작용하게 되는 것이다.

아이들의 스트레스를 파악하는 것은 쉬운 일이 아니다. 단순하게는 기분의 급격한 변화, 수면 장애, 배뇨 장애 등을 볼 수 있으며, 어떤 아이는 복통, 두통을 호소하기도 한다. 또 주의력이나 집중 장애, 학업 성적의 변화가 오기도 하며, 사람을 멀리하며 혼자만의 시간에 몰두하기도 한다. 아직 표현 능력이 발달하지 않은 어린아이들은 손가락을 빨거나 머리카락을 잡아당기거나 코를 당기기도 한다. 좀 더 크면 거짓말을 하거나 반항을 하는 것으로 스트레스가 나타나기도 한다.

아이로써의 시기가 지나면 또 하나의 거대한 장벽, 사춘기가 찾아온다. 이때는 '질풍노도의 시기' 이기 때문에 자기 내면의 문제만으로도 스트레스가 심하다. 여기에 부모의 직장 문제, 친척들과의 관계, 경제적 문제 등 가족 문제까지 겹치면 사춘기의 예민한 소년소녀가 겪는 스트레스는 말도 못하게 늘어난다. 따라서 부부간의 다툼은 아이들이 듣지 못하게 항상 주의를 기울여야 한다.

과중한 긴장과 압력, 간섭 속에서 자라는 아이들은 얼굴 표정이 어둡고 생기가 없으며 우울해 보이기까지 한다. 항상 위축되어 있고 스스로 뭔가를 하려는 의지도 부족하며 기계적이고 수동적이다. 또래 아이들과 잘 어울리지도 않아 사회성도 부족하고 공격적이거나 난폭한 경우도 많다.

성장 과정에서 오는 어느 정도의 스트레스는 필수적인 것이다. 그러나 심한 스트레스가 오래 지속되면 면역 기능이 떨어져 각종 병에 걸릴 확률이 높아진다. 소아비만이나 성장 장애까지 초래할 수도 있다. 따라서 아이가 최대한 스트레스를 받지 않게 해야 한다.

아이가 어릴수록 부모, 특히 늘 곁에서 아이를 보살피는 엄마의 역할이 중요하기 때문에 아이의 변화에 대응을 할 수 있도록 충분한 관심을 기울여야 한다.

우울한 아이, 반항하는 아이

아이가 말을 잘 듣지 않고 고집이 세다고 걱정하는 부모들도 많다. 그러나 어릴 때 잦은 병치레를 겪어서 그런 것이 아니라면 자연스러운 변화이므로 크게 걱정하지 않아도 된다.

아이들이 해야 할 일을 미루고 매사에 의욕이 없다면 우울증을 의심해야 한다. 우울증은 뇌의 호르몬이나 신경전달물질의 불균형에 의해 생길 수 있고, 스트레스와 같은 외부 환경 요인이나 성격 요인에 의해 악화될 수도 있다.

우울증 증세가 있는 아이들은 예민하여 사소한 일에도 짜증을 잘 내고 즐거움을 느끼지 못하며 잘 웃지도 않고 말수도 적다. 먹는 것이나 자는 데도 문제가 생긴다. 입맛이 없기 때문에 잘 먹지 않아 체중이 줄어드는 경우도 있지만, 반대로 너무 먹어서 비만이 되는 경우도 있다. 특별한 병이 없음에도 불구하고 여기저기 아프다고 신체 증상을 호소하기도 한다.

자신감이 없기 때문에 해야 할 일을 피하게 되고, 학교를 그만두려고 하기도 한다. 우울증이 있는 아이들은 집중력과 기억력이 떨어지기 때문에 평소 잘하던 것도 제대로 해내지 못하는 경우가 생긴다. 극단적인 경우 자살을 생각하거나, 심지어 실행에 옮기기도 한다. 특히 청소년들은 충동 조절이 쉽지 않기 때문에 충동적으로 자살을 시도하는 경우가 있다.

연구에 따르면 6~12세의 아동 10명 중 1명은 어떤 형태로든 우울증으로 고통을 받고 있다고 한다. 아동 및 청소년기 우울증의 90%는 1~2년이 지나면 호전되지만, 6~10%는 지속된다. 우울증은 재발의 위험이 높으므로 가볍게 여겨서는 안 된다.

소아 우울증을 치료하지 않으면 평균적으로 8개월 정도 증상이 지속된다. 이 기간 동안은 성적이 떨어지고 심하면 학교에 가기를 거부하거나 부모에게 반항적이 될 수 있다. 어린아이의 경우 야뇨증, 청소년의 경우 약물남용이라는 잘못된 길로 들어설 수도 있다.

아이의 우울증을 치료하기 위해서는 무엇보다도 아이의 인지적·정서적 발달 수준과 환경적 요인에 대한 정확한 평가가 선행되어야 한다.

　　무엇보다 자존심을 회복시켜주는 것이 중요하다. 아이들은 한 살 두 살 나이를 먹어가면서 자신에 대해 생각할 수 있는 능력이 생긴다. 타인의 평가에 대한 인식도 발달한다. 나이가 들어갈수록 자존심이 저하되기 쉽다는 뜻이다. 이때 자칫 잘못하면 자기를 비하하는 감정이 커져 열등감이나 죄책감에 빠지고, 자기 자신과 남에 대한 분노가 공격성과 뒤죽박죽되면서 또래 관계에 적응하지 못하는 등 문제가 생기게 된다. 그러다 보면 학습 능력뿐만 아니라 매사에 흥미가 떨어져 자신의 능력을 더 이상 발전시키기 어렵게 된다.

　　우울한 아이는 부정적 사고를 갖게 되어 '아니오' 라는 말을 자주 하고, 의욕과 관심이 없으므로 '몰라요' 라는 말을 자주 한다. 또한 자기 존중감이 떨어져서 작은 일에도 수치심이나 굴욕감을 느끼고 쉽게 짜증을 낸다.

　　이런 현상을 방치하면 이것이 성격으로 굳어져 성인기까지 지속되기도 하고 때로는 다른 형태의 정신 병리로 진행되기도 한다. 따라서 이 같은 일을 단순히 '흔히 있는 일' 로 치부해서는 절대 안 되며, 실제로 아이의 능력이 뒤쳐진다면 여러 가지 능력을 개선시킬 수 있도록 도와주고 꼭 치료를 해야 한다.

소아 우울증은 여러 가지 문제를 일으킬 수 있지만, 조기에 발견하면 어렵지 않게 치료가 가능하다. 우울증은 정신과적 질병 중에서도 상당히 치료가 잘 되는 병이며, 소아 우울증은 경과가 매우 좋은 편이다. 그러니 아이들에게서 행동의 변화가 있을 때 고민은 없는지, 기분이 좋지 않은 것은 아닌지 파악할 수 있도록 평소에 아이의 심리 상태에 관심을 가져야 한다.

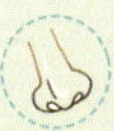 **소아 우울증의 신호**

- 성적이 갑자기 떨어진다.
- 안절부절 못한다거나 행동이 느려지고 말수가 줄어든다.
- 갑자기 소리를 지르거나 이해할 수 없는 과민반응을 보인다.
- 공포나 불안을 표현한다.
- 난폭한 행동을 보인다.
- 신체적 고통을 호소하지만 원인을 발견할 수 없다.
- 청소년의 경우 술이나 약물을 사용한다.

아이가 말을 잘 듣지 않고 고집이 세다고 걱정하는 부모들도 많다. 그러나 어릴 때 잦은 병치레를 겪어서 그런 것이 아니라면 자연스러운 변화이므로 크게 걱정하지 않아도 된다.

독일의 한 심리학자는 2~5세의 강한 반항심을 가진 아이와 그렇지 않은 아이 각각 100명을 청년기에 이르기까지 조사했다. 그 결과 반항심이 강한 아이의 84%는 의지가 강하고 자기 판단에 의해 일을 처리하는 젊은이로 성장했지만, 얌전한 아이들 중에서는 의지가 강한 사람으로 성장한 것이 23%에 불과했다.

2~5세는 자아가 움트는 시기이며, 자기 스스로 사물을 생각하고 결정하는 능력이 자라기 시작하는 시기이므로, 이때 아이의 반항을 억압하거나 아이의 요구를 무시하면 자기 스스로 사고하는 힘을 기를 수 없게 된다.

사춘기의 심리 변화도 중요하다. 사춘기에 들어선 남녀는 2차 성징이 나타나면서 신체적 성숙뿐만이 아니라 성격의 성숙도 이루어진다. 그러므로 성적 변화를 어떻게 받아들이고 처리하느냐에 따라 성격도 많은 차이를 보이게 된다.

인간이 성장한다는 것은 한 개체로서 독립적이고 자율적으로 생활할 수 있는 능력을 갖추어가는 것이다. 특히 청소년기에는 그러한 욕구가 더욱 강하게 나타나지만, 현실적으로는 자율성을 실현시키기가 매우 힘들다. 경제적으로 독립할 수도 없고, 정작 독립의 기회가 찾아온다 해도 갑자기 찾아온 자유 앞에 불안해지기 쉬우며, 사회적으로도 청소년의 자율성을 인정해주지 않는다. 그러면서 부모와의

갈등이 발생하게 된다.

이 시기는 또래의식이 형성되는 시기이기도 하다. 아동 초기 이후로 또래들의 인정을 중요시하다가, 사춘기에는 부모의 인정보다 또래들의 인정이 더 중요시되기도 한다. 예를 들면 복장이나 머리모양, 좋아하는 음악, 이성교제에 대한 태도 등에서 부모의 생각을 따르려 하기보다는 또래들의 선호를 따르려는 경향이 강하다.

부모는 때때로 이런 것들에 대해 화내고 야단치는 것이 자녀를 바른 길로 인도하고 격려하는 방식이라고 생각하기 쉽다. 하지만 이것은 잘못된 생각이다. 꾸중을 하지 말라는 것이 아니다. 거꾸로 자녀의 좋은 점을 강조하고 칭찬해주는 편이 아이에게는 훨씬 더 훌륭한 격려가 된다.

시원시원한 코, 시원시원한 성격

코가 좋지 않아 병원을 찾는 사람들을 보면 불안정하여 움츠러들기 쉽고 항상 고개를 숙이고 있으며 내성적이고 소극적인 경우가 많다.

"항상 머리가 무겁고 갑갑하고, 그래서인지 여러 가지로 작업 능률이 저하되고, 큰 거래 상담도 잘 안 되고 있어요."

"아무래도 코를 자꾸 킁킁거리는 것이 상대에게 신뢰를 주지 못하는 것 같아요…."

직장에서 능률이 오르지 않아 곤란해 하는 환자로부터 종종 듣는 말이다. 누구나 감기 때문에 코가 막히면 머리도 멍해지고 집중이 잘 되지 않는 것을 경험해보았을 것이다. 코의 상태가 좋지 않으면 머리도 잘 돌아가지 않고 능률도 떨어진다는 건 상식이다. 하지만 그것뿐

일까? 코의 이상은 사람의 성격에 영향을 미치고 크게는 인생 전반에 어두운 그림자를 드리우는 심각한 문제다.

코가 좋지 않아 병원을 찾는 사람들을 보면 불안정하여 움츠러들기 쉽고 항상 고개를 숙이고 있으며 내성적이고 소극적인 경우가 많다. 환자 본인은 자신의 그런 태도를 성격적 결함이라고 생각하며 우울해하기 쉽지만, 사실 이것은 비염 때문이다. 비염을 치료한 후에 밝고 생기가 넘쳐 활동적으로 변하는 환자들이 많이 있다.

코 알레르기가 있는 사람들, 특히 아이들은 정서가 불안해진다. 콧물과 재채기, 코막힘으로 주의가 산만해지면서 침착하지 못한 행동을 자주 하게 된다. 이런 것을 가지고 부모가 자주 야단을 치면 아이는 부모의 기대를 충족시키지 못한다는 자책감 때문에 전혀 엉뚱한 방향으로 엇나갈 수도 있다.

심리적인 원인 때문에 코막힘이 심해지는 경우도 있다. 일명 비염 노이로제다. 대학 입시 재수생인 19세 여자 환자의 이야기다.

"코가 막혀서 머리가 무겁고, 학습 진도도 잘 나가지 않아요. 치료 좀 해주세요."

코 내시경 검사와 X-ray 검사를 한 결과 만성 비염이었는데, 그렇게 중증은 아니었다.

"걱정이 지나친 건 아닐까요? 그렇게 심한 것은 아닙니다."

"아니에요, 선생님. 코가 너무 막혀서 공부할 때 집중이 안 됩니다. 이번에 S대학 입시에 실패하면 끝장입니다."

그리고는 어디서 들었는지 만성 비염은 레이저 수술을 받으면 완전히 낫는 것 아니냐며 수술을 해달라는 것이었다.

"수술을 하는 건 어렵지 않지만, 수술을 받게 되면 당분간 공부를 중단해야 할 텐데요. 그렇게 내년 대학 입시에서 실패한다면 수술 받은 걸 무척 후회하게 될 겁니다."

이 환자의 만성 비염 증세는 굳이 수술까지 할 필요는 없었다. 더구나 수술을 하게 되면 일주일 동안 안정을 취하고 통원치료를 해야 된다. 입시 준비를 하고 있으니 적합한 약물 처방과 장시간의 특별 상담으로 정신적인 안정을 찾는 것이 좋겠다고 하니 환자는 다시 괴로운 표정을 지어 보였다.

이야기를 해보니 이 환자는 시험이 임박해 공부가 잘 되지 않자 그 원인을 코막힘 탓으로 돌리고 있었다. 그래서 밤이 되면 코가 뚫리니까 밤에 공부하는 것이 좋겠다고 안심시키고, 내년 입시에 합격하면 그때 수술을 해서 대학 공부에 지장이 없도록 해주겠다고 약속한 후 집으로 돌려보냈다.

다음 해 1월 말에 이 환자는 다시 진찰실에 찾아와 합격의 기쁜 소식을 전했다. 처음 방문했을 때와는 전혀 다르게 아주 명랑한 표정이었다. 그래서 축하를 해주고 수술 날짜를 잡아야겠다고 하니, "선생님, 합격 발표 후에 코막힘이 완전히 없어졌어요. 수술 안 받아도 되겠는걸요"라고 했다.

이 환자는 비염 노이로제의 전형적인 예이다. 공부할 생각을 하면 부담스럽고 공부 진도가 잘 안 나가자 그 원인을 모두 콧병 탓으로 돌리고 있었던 것이다. 그러면서 점차 코막힘 증상이 악화되었다. 그러나 코막힘의 원인이 심리적인 것에 있었기에 입시에 대한 부담이 없어지자 코막힘이 완전히 해소된 것이다.

이 환자의 경우는 심리적인 원인뿐 아니라 운동 부족도 생각할 수 있다. 입시를 준비한다고 책상에 계속 앉아 있으면 코를 포함하여 몸 전체의 혈액 순환이 나빠지므로 코막힘이 생기게 된다. 그것이 합격 발표 후에 기쁜 마음으로 여기저기 돌아다니자 신체의 혈액 순환이 좋아져 코막힘도 사라진 것이다.

비염 노이로제는 그다지 드문 일이 아니다. 실패를 거듭하다가 사업에 성공하는 경우, 나이 많은 여성이 드디어 결혼 상대를 찾은 경우 등에서 비염 증상이 갑자기 사라지곤 한다. 정신적인 스트레스가 없어지면서 비염 증상이 호전되는 것이다.

어떤 경우이건 비염 노이로제는 "코가 막힌다 → 코막힘을 자기

합리화 수단으로 삼는다 → 코막힘이 더 악화된다"는 악순환이 반복
된다. 이렇게 해서 코막힘 증상이 점차 복잡하게 되는 것이다. 이런
경우는 마음을 편안히 갖고 치료에 임하면 치료가 훨씬 빠르다.

아이의 성격을 좌우하는 코질환

코 알레르기에 의한 스트레스뿐만 아니라 뜻대로 되지 않는 친구관계에서 오는 스트레스로 인해 아이는 더욱 신경질적이고 반항적, 자기중심적, 내성적 성격이 되어버린다.

코 알레르기는 코막힘, 재채기, 콧물, 두통이 반복해서 생기는 만성질환이기 때문에 아이도 고통스럽거니와 부모에게도 정신적, 경제적 부담을 준다. 환자는 여러 차례 증상을 경험하고 또 언제 증상이 악화될지 몰라서 평소 불안한 마음을 가지게 되며, 심리적으로 약해져 있고 우울한 경우가 많다. 이런 불안과 두려움은 알레르기성 비염 발작을 유발시키고, 알레르기성 비염 발작이 나타나면 불안과 두려움이 더 커지는 악순환을 가져온다.

환자 어린이의 심리 상태는 주변 환경, 특히 보호자의 태도와 따뜻한 간호에 의해 많이 좌우된다. 예민하고 순진한 아이일수록 보호자와 가족관계에 더 민감하며, 사소한 일에도 상처받기 쉽고 불안감도 더욱 커져 코 알레르기 증상을 악화시킬 수 있다.

코 알레르기가 있었던 초등학교 5학년 아이의 예를 보면, 이 아이는 부모의 잦은 부부싸움으로 항상 불안한 날을 보내야 했다. 이로 인해 아이는 점점 콧물 발작 횟수가 늘어났고 증상 조절이 잘 되지 않곤 했다. 아이의 부모는 결국 이혼을 했고, 아이는 아버지와 새엄마와 함께 살게 되었다. 그리고 한 달에 두 번씩 친엄마를 만났는데, 하루는 사정이 있어 만나기로 한 시간에 친엄마를 못 만나게 되자 알레르기 발작이 일어나 어떠한 약물 치료에도 증상이 호전되지 않았다. 결국 아이의 증상이 호전된 것은 친엄마를 지속적으로 만나면서부터였다.

이런 예에서 보듯이 가족관계의 악화 또는 가정불화는 아이를 불안하게 해 코 알레르기의 경과와 치료에 나쁜 영향을 준다.

코 알레르기가 있는 아이는 치료 때문에 학교를 자주 빠지게 되는 경우가 많고, 수업 중에도 콧물이나 재채기 등 비염 발작이 잦아 교우관계가 원만치 않은 경우도 있다. 코 알레르기에 의한 스트레스뿐만 아니라 뜻대로 되지 않는 친구관계에서 오는 스트레스로 인해 아이는 더욱 신경질적이고 반항적, 자기중심적, 내성적 성격이 되어버린다. 코 알레르기가 있는 아이에게는 코 알레르기를 치료하면서 동시에 편안한 느낌과 나을 수 있다는 용기를 심어주어야 한다.

코 알레르기로 또래와 어울리는 것조차 두려워하던 아이가 있었다. 초등학교에 다니는 아들의 손을 잡고 내원한 30대 주부 L의 경우다.

L의 아들은 생후 3~4개월 무렵 심한 태열로 고생했는데, 다섯 살이 되어 병원을 찾았을 때 알레르기성 비염이라는 진단을 받은 후 한 번도 감기에서 벗어난 적이 없었다고 한다. 항상 감기를 달고 사는데다 한번 걸렸다 하면 고열이 심해 감기 때문에 1년에 서너 번씩 병원에 입원하는 것이 연례행사였다. 그런데 그 와중에 알레르기성 비염까지 온 것이다.

처음에는 아이의 나이가 어려 전문적인 치료는 불가능하다고 해서 1년 동안 증상을 완화시키는 치료만 받아왔다. 하지만 아이의 비염은 점점 악화되기 시작했다. 수시로 흘러내리는 콧물을 닦아내느라 나중에는 코 밑의 피부가 심하게 헐어 고통을 못 견뎌했다. 학교를 다니기도 힘들 정도였는데, 눈 주변이 퍼렇게 되어 언뜻 보면 안경을 쓴 것처럼 보이기까지 했다.

정확한 원인을 밝히기 위해 스킨 테스트를 받았다. 약 40가지 종류의 실험 결과 직접적인 원인은 집먼지진드기로 밝혀졌다. 두 달 동안 일주일에 한 번씩 주사를 맞고 매일 알약과 코에 약을 흡입시키는 등 집중적으로 치료를 받았다. 처음에는 다소 증상이 호전되어 긍정적이었지만 얼마 지나지 않아 재발했다.

약물치료를 할 때 스테로이드와 항히스타민제를 써서 그런지 생각지 못한 부작용도 겪었다. 아이의 얼굴이 달덩이처럼 둥글게 되고 어깨 부위까지 둥글게 되어 아이는 정신적으로도 심한 콤플렉스와 스트레스를 받았다.

결국 지금까지 해왔던 것을 단념하고 새로운 치료법으로 전환했다. 치료하면서 부작용도 겪고 재발되기도 했었지만, 포기하지 않고 꾸준히 치료하자 점차 증세가 호전되었다. 또래들과 어울리기를 두려워했던 아이의 성격도 치료 전과는 달리 많이 밝아졌다.

난폭하고 신경질적인 아이
알레르기 환자 의심해봐야

한창 성격 형성이 이루어지는 성장기 코 알레르기가 있는 아이들은 정서가 불안하거나 콧물, 재채기, 코막힘으로 주의가 산만해지면서 침착하지 못한 행동을 자주 하게 된다.

더 나아가 학교 선생님이나 부모의 말을 듣지 않고 난폭하고 반항적인 아이로 변할 수 있다. 때문에 알레르기 체질이라고 판명되는 아이에게는 더욱 많은 관심과 세심한 주의가 필요하다.

보통 코 알레르기는 단기간에 치료되는 경우보다는 만성적인 경우가 많기 때문에 알레르기를 겪는 당사자는 물론, 가족들에게까지 정신적, 경제적 부담을 주게 된다. 코 알레르기로 코막힘, 재채기, 콧물 등에 지속적으로 시달리다 보면 스트레스는 물론 집중력이 떨어지고, 마음이 불안정해지기 마련이다.

코 알레르기를 가진 사람들은 다른 이들에 비해 성격의 예민함이 도드라진다. 잦은 콧물, 코막힘에 별 것 아닌 일에도 신경이 날카로워져서 과민하게 반응하게 된다. 게다가 코 알레르기 증상이 언제 악화될지 몰라서 늘 불안하기 때문에 심리적으로 약해지고 우울한 경우가 많다. 마음이 어두워져서 활동의 적극성이 점차 떨어지게 되는 것이다.

또한 알레르기 증상들이 수시로 주의를 흐트러뜨리기 때문에 실력이 있어도 그 실력을 100% 발휘하기가 상당히 힘들다. 그래서 공부나 일에 있어 능률을 떨어뜨리는 것은 물론 정서적인 부분에까지 악영향을 미친다. 자신의 실력을 제대로 발휘할 수 없는 것이 스트레스로 작용하여 무엇을 해도 안 된다는 패배주의나 열등의식에 휩싸일 수 있다.

이런 불안과 두려움은 알레르기 발작을 유발시키고 알레르기 발작이 나타나면 불안과 두려움이 더 커지는 악순환을 가져온다. '불안이나 긴장 → 증상의 악화 → 불안이나 긴장의 증대' 가 되풀이 되는 것이다.

아이의 경우 그 심리상태는 주변 환경이나 보호자의 태도와 따뜻한 간호에 의해 많이 좌우된다. 나이가 어리면 어릴수록 보호자와 가족관계에 대해 민감하여, 사소한 일에도 상처받기 쉽고 불안감도 더욱 커져서 코 알레르기 증상을 악화시킬 수 있다.

한방에서는 비염, 천식, 축농증, 아토피, 알레르기 등 알레르기 질환이 폐기능이 저하되어 생겨 나타나는 것으로 본다. 폐는 코, 기관지 등 호흡기질환을 관장하는 장부이기도 하지만 외부에서 들어오는 사기를 최일선에서 방어하는 역할을 한다. 폐 기능의 저하는 편도선과 기관지에 악영향을 주고 몸의 면역력을 떨어뜨려 비염, 천식, 축농증 등의 병을 악화시킨다. 치료를 해도 잘 낫지 않고 반복적으로 감기에 자주 걸리면 알레르기성 질환일 가능성이 높다.

개개인의 특성을 살려 새롭게 접목시킨 YD영동탕은 복용하는 사이 자신도 모르게 코나 기관지, 폐, 피부에 면역력이 향상되어 자연스럽게 치료가 되면서 만성 코 증상이나 기관지기침 등을 평온하게 개선하는 작용이 탁월하다.

한방약은 화학적 성분으로 이루어진 약물과는 달리 자연에서 얻은 나무나 줄기, 잎, 뿌리, 열매 등 천연약재를 치료에 이용하고 있어 부작용에 대한 염려도 덜 수 있으며, 가장 자연에 가까운 친화적이고 인간적인 약이라 할 수 있다.

코 알레르기를 예방하려면 다음을 철저히 점검하고 지켜나가도록 한다.

첫째, 감기에 걸리지 않도록 조심하고 코 점막이 과민해지지 않도록 급격한 온도변화나 너무 찬 공기에 노출되지 않게 한다.

둘째, 먼지가 많은 곳, 지극적인 냄새가 나는 곳은 피하도록 한다.

셋째, 평소에 신체를 단련시키는 것이 좋고, 겨울이라고 해서 옷을 너무 두껍게 입히지 말고, 규칙정인 운동을 한다.

넷째, 인스턴트음식은 아이의 체질을 알레르기로 만들므로 이를 피하도록 한다.

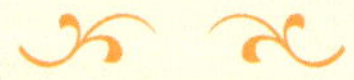

입 냄새 30%, 구강 외적 원인
심할 땐 내성적·우울증 불러

입 냄새는 이혼 사유가 될 만큼 상대방에게 극도의 불쾌감을 준다. 대부분 자신 스스로가 입 냄새를 인식해서 병원을 찾기보다 주변 사람들의 충고나 핀잔을 듣고 내원하는 경우가 많다.

그렇다보니 입 냄새에 시달리는 대부분의 사람들은 지나치게 과민반응을 보이며 항상 주위사람들을 의식하고 대인관계에서 두려움을 느끼며 심리적으로 위축되어 있는 경우가 많다. 심한 경우 우울증에 시달리기도 한다.

입 냄새가 나는 원인에는 여러 가지가 있다. 입 냄새의 70%는 구강 내 원인으로 치주염, 설태, 치태, 치은염 등 구강 내의 염증이나 보철 등의 영향으로 입안이 청결하지 못해 냄새가 나는 경우, 스트레스 또는 단식으로 구강건조증이 생긴 경우, 수면 중에 침 분비가 중지되고 입안의 음식물 찌꺼기가 부패해 세균이 증가함으로써 아침에 일어나면 냄새가 나는 경우이다. 그러나 구강 내의 원인의 경우에는 스케일링과 같은 치과적 치료와 구강주변조직 질환 자체를 치료함으로써 쉽게 치료가 되는 편이다.

하지만 치료 후에도 지속적으로 입 냄새가 계속된다면 구강이 아닌 구강 외적인 원인을 의심해야 한다. 구강 외적인 원인으로는 비염, 부비동염, 편도선염, 편도결석이나 폐나 기관지, 위, 식도의 질환을 들 수 있다. 최근에는 과다한 스트레스와 불규칙적인 생활, 만성피로로 인해 위와 간에 열이 많이 쌓여 전반적인 몸의 균형이 무너져 입 냄새를 호소하는 직장인들이 해마다 큰 폭으로 증가하고 있다.

중학생 J군은 어렸을 땐 성격도 밝고 명랑하여 친구들과의 관계도 좋았다. 엄마, 아빠가 맞벌이를 하면서 J군은 자주 인스턴트로 끼니를 해결했다. 초등학교 4학년 무렵 두 달 가까이 감기가 오래가더니 결국 비염과 축농증으로 발전되었고, 잠잘 때는 입호흡을 한다. 무엇보다 입에서 심한 악취가 난다. 점점 성격이 내성적으로 변하고 혼자 있는 시간이 길

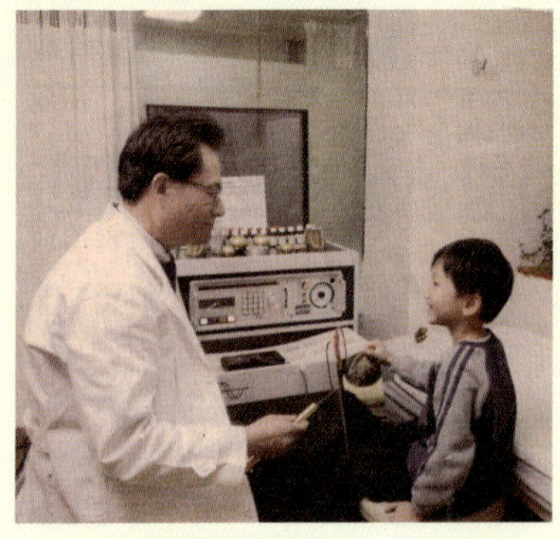

어지고, 신경질과 가끔 난폭한 모습을 보이곤 한다.

위 사례를 보듯 입 냄새는 자칫 대인관계와 성격까지도 바꿔 놓을 수가 있다. 제아무리 멋있는 선남선녀라 할지라도 입호흡은 좀처럼 참기 힘들다.

J군과 같이 비염, 축농증이 있는 환자 대부분은 코막힘으로 입호흡을 한다. 입호흡은 수면 중에 입안의 유해한 세균을 죽이는 침의 분비가 줄어들면서 입안의 음식물 찌꺼기가 부패하여 유해 세균이 증가해 아침이면 입에서 계란 썩는 냄새가 나는 것이다. 또한 축농증의 농과 가래에 의해서도 입 냄새가 난다. 이처럼 입 냄새는 우리 몸의 건강상태를 반영한다.

한방에서는 이 같은 입 냄새의 원인을 위와 간, 신장과 폐 등 장기에 열이 쌓여 발생하는 것으로 보고 환자의 체질, 영양상태, 전체적인 몸 상태를 고려해 원인별, 또는 면역기능을 강화시켜 기능을 정상화시킴으로서 입 냄새를 치료할 수 있다.

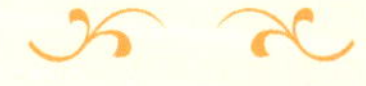

입호흡, 성장·정서에 악영향

입으로 숨을 쉬면 성장이 잘 안되고, 정서 불안과 학습능력 저하가 초래되는 것으로 나타났다.

영동한의원 김남선 원장은 최근 일본 센다이 국제센터에서 열린 동양의학회 학술세미나에서 이 같은 내용의 논문을 발표했다. 김 원장은 "평소 입호흡을 하는 6~18세 남녀 학생 1,312명을 조사한 결과 660명(50.3%)에게서 성장부진이 나타났고 정서불안·학습부진·산만 396명(30.2%) 등, 입호흡이 성장과 정서에 심각한 영향을 미치는 것으로 조사됐다"고 밝혔다.

입호흡은 또한 얼굴 형태에도 영향을 줘 치아 부정교합이 72명(5.5%), 주걱턱 32명(2.4%), 눈 주위가 검게 보이는 다크서클 29명(2.2%) 등으로 나타났다.

입호흡을 하면 구강 내 압력의 균형이 깨져 장기적으로 치아와 아래턱이 변형된다. 특히 침이 말라 입 안이 건조해지고, 이로 인해 충치 등 구강질환이 잘 생긴다. 또한 입호흡을 하면 산소 공급이 적어져 집중력이 떨어지고 주의가 산만해진다.

잠을 깊이 자기 힘들어 숙면시 분비되는 성장호르몬이 부족해 성장부진이 나타난다. 성격도 예민해져 신경질적이고 짜증이 많아진다.

김 원장은 "입호흡의 원인은 코를 막히게 하는 알레르기성 비염이 60.2%로 가장 많았으며 이외 축농증(21.3%), 감기(10%), 아데노이드 비대증(6.4%), 폴립(2.1%) 순이었다"고 밝혔다.

아이의 입호흡 여부를 알려면 입이 항상 반쯤 열려 있는지, 입술이 늘 건조하고 입 안이 말라있는지, 잘 때 입을 벌리고 자는지 등을 살펴보면 된다. 어른의 경우 아침에 일어났을 때 목이 건조하고 따끔따끔 아프거나, 콧구멍을 의식해서 움직일 수 없거나, 입을 다물면 아래턱이 동그랗게 되는 등 특징적인 증상이 나타난다.

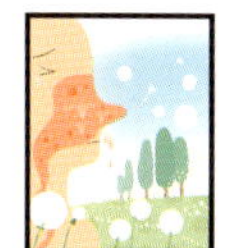

외모 콤플렉스, 어떡하죠?

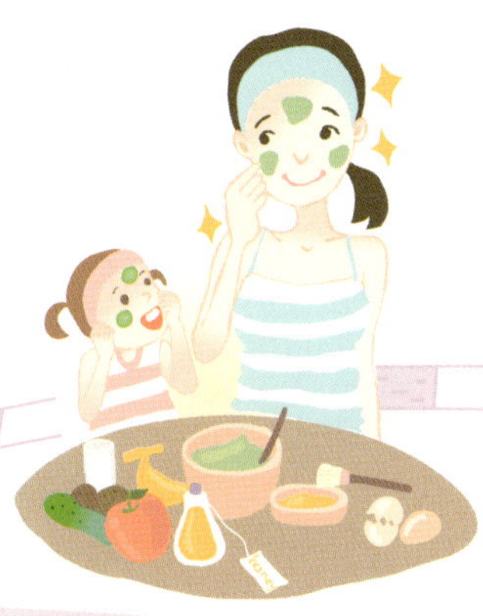

코와 치아, 그리고 외모

뻐드렁니는 가만히 있을 때도 화가 난 모습으로 보이기 쉽다. 외모의 결함은 자라나는 아이에게 열등감을 심어주고 사교성 부족을 초래하기 쉽다.

요즘은 10세 전후의 초등학생들이 치아에 교정 장치를 끼고 다니는 것을 흔히 볼 수 있다. 치열 교정의 대상이 되는 것은 주로 주걱턱, 뻐드렁니, 덧니 등과 같은 부정교합인데, 어린이 치아 교정의 90%는 부정교합 때문이라고 볼 수 있다.

부정교합의 원인은 유전적인 것, 체질적인 것, 후천적인 것이 있다. 그런데 후천적인 부정교합의 원인 중 하나가 바로 코 알레르기다. 코 알레르기가 몇 년씩 계속되면 아이들은 무의식적으로 입으로 숨을 쉬게 되는데, 이것이 습관으로 자리 잡으면 턱과 입이 비정상적으로 튀어나오게 된다. 문제는 얼굴형뿐만이 아니다. 알레르기 비염 환자들에게 흔히 볼 수 있는 현상 중 하나로 눈 밑 다크서클이 있다. 코 질환에 시달리는 사람들은 산소 공급이 제대로 되지 않아 쉽게 피곤해지고, 이 때문에 다크서클이 생기게 된다. 코의 문제가 외모까지 망치는 것이다.

부정교합을 일으키는 결정적 요소는 골격의 이상이다. 턱뼈인 악골의 발육부진이나 과대성장 등으로 상·하악골 간의 균형이 깨져 부정교합을 일으키는 것이다. 이로 인해 근육의 기능장애뿐만 아니라 만성 두통, 안구의 통증, 귀의 통증, 전신적인 장애 증상과 특히 악관절의 기능장애 등이 동반된다.

부정교합이 되면 음식을 씹기 불편할 뿐만 아니라 말을 할 때 발음에도 지장을 준다. 심할 경우 말을 할 때 침이 튀어 상대방에게 불쾌감을 주기도 한다. 부정교합은 사람의 인생에도 큰 영향을 미친다. 뻐드렁니는 가만히 있을 때도 화가 난 모습으로 보이기 쉽다. 외모의 결함은 자라나는 아이에게 열등감을 심어주고 사교성 부족을 초래하기 쉽다.

일반적으로 부정교합은 치아의 배열만 불규칙한 경우와 턱뼈의 발육 이상으로 인한 턱뼈의 기형으로 구분할 수 있다. 치아의 배열이 불규칙한 것을 방치하면 충치나 잇몸질환 등이 발생하게 되므로 치

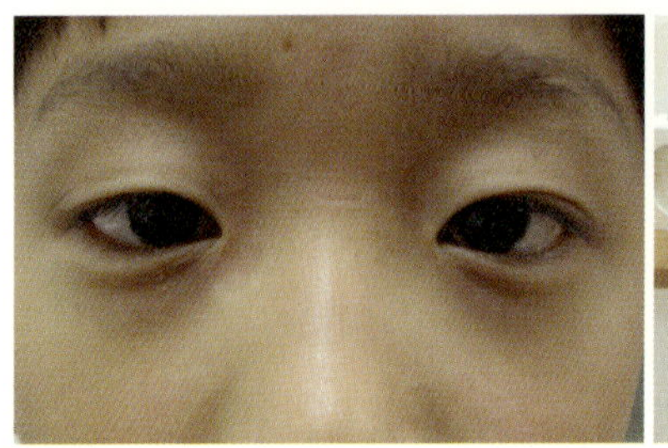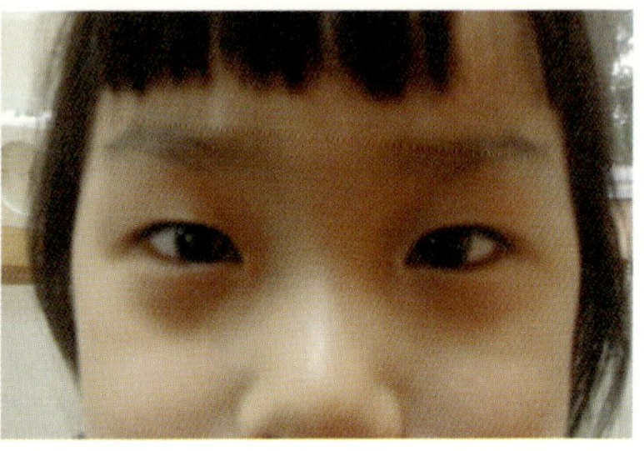

코 알레르기에 시달리는 사람들은 얼굴이 변형될 뿐만 아리나 눈에 다크서클도 생기게 된다.

열 교정 치료를 받는 것이 바람직하다.

턱뼈 기형인 경우는 얼굴 모양 전체에 불균형을 초래하여 외모에 대한 열등감을 심어줄 수 있다. 작은 자극에도 심리적인 상처를 받기 쉬운 성장기에는 외모 콤플렉스가 큰 문제가 될 수 있다. 또한 턱관절 부위에 이상을 일으켜 만성적인 턱관절염을 유발할 수도 있으므로 교정수술을 통해 치아 및 턱의 형태와 위치를 바로잡아야 한다.

치아 교정에 적절한 시기가 따로 있는 것은 아니다. 10대에서 30대까지 가능하다. 최근의 교정 치료 추세는 기능적인 면보다는 외모를 더 보기 좋게 하기 위한 것이다. 혼기를 앞둔 미혼여성이나 원활한 사회생활을 위해 외모에서 자신감을 얻으려는 젊은이들이 교정을 많이 한다. 교정 치료는 외모뿐 아니라 기능적인 면에서도 중요하다. 씹는 기능이 약화되면 자연히 소화 기능이 떨어지고 음식물 섭취에도 지장이 오기 때문이다.

초등학교 3학년인 S를 데리고 온 엄마는 아이의 치아가 젖니를 영구치로 갈 때부터 이상해졌다고 한다. 코로 숨을 잘 못 쉬어서 자꾸 입으로 숨을 쉬었고, 요즘도 그런 습관이 지속된다고 했다. 외모에 예민한 여학생인 만큼 S는 앞으로 튀어나온 치아 때문에 친구들과 노는 것도 싫다며 의기소침해 있었다. S는 알레르기성 비염을 앓고 있었기에 입호흡이 습관이 되어 부정교합이 발생한 케이스였다.

부정교합의 발생을 예방할 수 있는 가장 중요한 시기는 젖니를 영구치로 갈게 되는 시기인 만 6~12세 때이다. 이 시기에 적절한 치과 검진으로 부정교합을 예방하지 못하면 단순히 치아 배열이 고르지 못하게 되는 것뿐만이 아니라 얼굴이 삐뚤어질 수도 있고 이로 인해 턱관절에 관절염이 발생할 수도 있다. 또한 이 시기에 알레르기성 비염이나 비중격 만곡 등으로 코가 막히면 입호흡만 하게 되어 부정교합이 발생하기 쉬우므로 적절한 이비인후과 치료를 받아야 한다.

젖니는 어차피 영구치로 교체되기 전에 잠시 있는 이라고 소홀하게 생각하기 쉽지만, 그렇게 단순한 것이 아니다. 젖니는 영구치로 교체될 때까지 턱뼈의 발육이 정상적으로 이루어지도록 하는 역할을 하므로, 젖니라도 충치가 생기지 않도록 주의해야 한다. 영구치가 가지런히 나게 하려면 젖니를 잘 관리해야 한다는 것.

부정교합 자세히 보기

상하의 치아교합이 비정상이면 윗니와 아랫니가 잘 맞물리지 않아 음식을 제대로 씹기 어렵고 발음에도 이상이 생기며 숨을 쉬거나 음식물을 삼키는 것에도 지장이 온다.

부정교합이란 위턱과 아래턱에 배열되어 있는 치아가 서로 맞물리는 상태를 말한다. 교합은 단순히 치아의 배열뿐만 아니라 위턱과 아래턱의 위치 관계와 아래턱의 기능적인 면을 비롯하여 저작근군의 기능, 신경근 기능, 턱관절의 기능 등 여러 요소에 영향을 받고 또 영향을 미치기도 하는 복잡한 시스템이다.

부정교합에는 여러 종류가 있다. 치아 하나하나의 위치가 이상한 전이치轉移齒, 치열이 고르지 못한 난항치亂杭齒, 교합이 이상한 하악전돌증下顎前突症, 뻐드렁니 등과, 어금니는 맞물리나 앞니가 맞물리지 않는 개교^{開咬}, 위 치열 특히 앞니가 아래 치열을 심하게 덮는 과개^{過蓋}, 옆니와 사이가 벌어진 치간이개^{齒間離開}, 특정 이가 옆니에 끼어 제대로 자라지 못하는 저위교합^{低位咬合} 등이다.

부정교합으로 상하의 치아교합이 비정상이면 윗니와 아랫니가 잘 맞물리지 않아 음식을 제대로 씹기 어렵고 발음에도 이상이 생기며 숨을 쉬거나 음식물을 삼키는 것에도 지장이 온다. 위에도 부담을 주며 치아 사이에 음식 찌꺼기가 잘 끼어 충치가 생기기도 쉽다. 보기에 흉하며 주위 근육과 조화를 이루지 못해 안정성도 없다. 어린이에게 부정교합이 있으면 턱뼈나 주변조직 등의 발육도 나빠진다.

부정교합은 선천성과 후천성으로 나눌 수 있다. 선천적인 것으로는 유전성 질환, 모체의 영양 결핍, 모체의 질병이나 방사선 노출 등으로 인한 태아의 발육 이상, 구개열, 언청이, 치수이상^{齒數異狀}, 치아 형태의 이상, 태아 때의 영양장애와 선천성 매독 등이 있다.

후천적인 것으로는 태어날 때 악안면 부위에 손상을 입거나, 영유아기의 영양 결핍이나 내분비 이상, 손가락 빨기와 혀 내밀기 같은 구강 악습관, 입호흡, 젖니가 너무 일찍 빠지거나 젖니를 너무 늦게까지 방치한 경우, 턱뼈가 골절된 후 뼈가 어긋나서 붙은 경우, 턱뼈의 기능적 발육 이상 등이 있다.

후천적 원인은 다시 전신적 원인과 국소적 원인으로 나눌 수 있

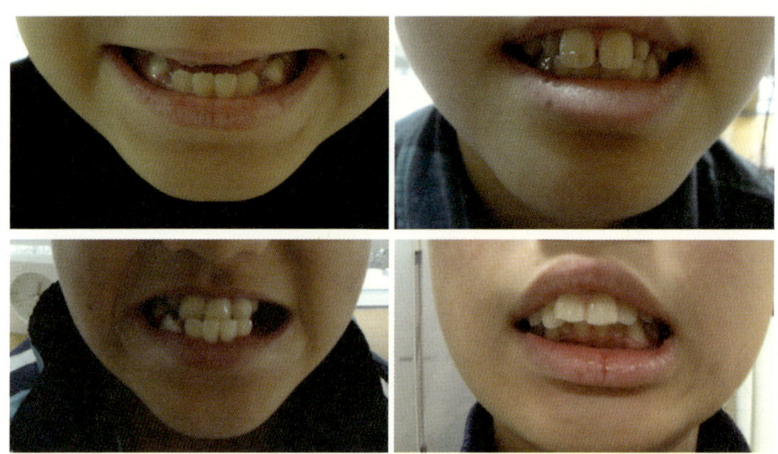

입호흡은 건강과 외모에 악영향을 미치는 부정교합을 발생시킨다.

다. 전신적 원인은 구루병, 내분비장애 등이고, 국소적 원인은 젖니가 일찍 없어졌거나 늦게까지 남아 있을 경우, 충치, 고무젖꼭지의 상용, 입호흡 등이다. 그 외에도 식생활이 인스턴트화됨에 따라 치아의 건강과 발육이 좋지 못하여 부정교합이 점점 늘어나고 있다.

선천성 원인에 의해 부정교합이 발생하는 경우는 매우 드물다. 대부분은 후천성 원인에 의해 부정교합이 발생하기 때문에 아이가 성장할 때 후천성 원인에 노출되지 않도록 하는 것이 부정교합을 예방하는 길이다.

건강을 위협하는 부정교합

치아가 몇 개라도 없어지면 음식을 잘 씹지 못하게 된다. 그렇게
되면 건강과 수명에 직격탄이 된다. 대인관계에도 영향을 미치는
건 두말할 것도 없다.

건강한 성인은 모두 32개의 치아를 가진다. 이중 일부의 치아라
도 잃으면 여러모로 불편을 겪을 뿐 아니라 사회생활에도 영향을 미
치게 된다.

치아는 크게 세 가지 기능을 한다. 그 첫 번째가 음식물을 씹는 기
능이며, 두 번째가 대화를 가능하게 하는 발음이다. 마지막으로 인상
을 결정하는 역할이다.

치아가 몇 개라도 없어지면 음식을 잘 씹지 못하게 된다. 그렇게
되면 건강과 수명에 직격탄이 된다. 정상적인 치아를 가진 상태에서

도 관리를 제대로 못하면 건강을 지키기 어려운데 부정교합은 어떠하겠는가?

치아가 없어지면 주변 치조골이 없어지면서 얼굴 길이가 짧아지고 주름이 많아지며 입 주위가 함몰된다. 앞니가 빠지면 발음이 새고 부정확해질 뿐만 아니라 신경이 쓰여서 웃음을 잃게 된다. 외모로 인한 스트레스가 대인관계에도 영향을 미치는 건 두말할 것도 없다.

부정교합은 심지어 오십견 증상까지 초래할 수 있다. 30대 중반의 컴퓨터 프로그래머인 K는 목과 어깨에 심한 통증을 느껴 병원을 찾았다. K는 편두통까지 있다며 고통을 호소했다. 뜻밖에도 원인은 부정교합이었다. 윗니와 아랫니의 맞물림이 나쁘면 아래턱이 앞, 뒤, 옆으로 튀어나오는 등 위치가 바뀌게 된다. 이 결과 목뼈가 삐뚤어질 수 있고 이로 인해 목과 어깨에 통증이 생기는 것이다. 목뼈의 비정상은 등뼈까지 휘게 한다. 이때 머리가 멍해지거나 편두통, 만성 피로가 생긴다. 사실 허리와 무릎 통증 중 적잖은 수가 치아의 이상으로 발생하는 것이다.

어릴 때부터 심한 알레르기성 비염을 앓은 J의 경우도 있다. 밖에 나가 친구들과 어울리는 것을 싫어하고 혼자 컴퓨터 게임을 주로 하는 J는 심한 부정교합 때문에 얼굴 형태가 무척 부자연스러웠다. 발음도 정확하지 않아 말을 할 때도 자신감 있게 이야기하지 못하고 머뭉거리기 일쑤였다.

부정교합으로 인한 얼굴 형태의 부조화와 어눌한 발음은 아이들이 학교에서 친구들과 어울리는 것을 망설이는 주요 원인으로 작용한다. 이는 소극적인 교우관계를 의미하고, 추후에도 내성적이고 비활동적인 성격을 형성할 우려가 있다는 뜻이기도 하다.

J에게 급한 것은 알레르기성 비염 치료보다 부정교합을 바로잡는 치료였기에 치과에서 교정 치료를 받도록 권유했다. 교정을 하는 동안은 교정기를 하고 있어서 보기 흉하고 불편할 테지만, 그것을 풀었을 때는 J의 입가에 자신 있는 웃음이 걸릴 것이다.

턱으로 밥 퍼도 되겠다?

주걱턱의 문제는 신체 기능에 있다기보다는 부정적인 외모에 있다. 주걱턱은 적극적인 치료가 필요한 부정교합으로, 심리적으로 예민한 사춘기에 이 때문에 고민하는 청소년들이 많다.

금상첨화錦上添花라는 말이 있다. 비단 위에 꽃을 더한다는 말로 더할 나위 없이 좋다는 의미이다. 얼굴의 생김새도 이와 마찬가지다. 수려한 이목구비에 얼굴형까지 완벽하다면 가히 금상첨화라 할 만하다. 하지만 이 같은 조건을 모두 갖추기란 쉬운 일이 아니다. 더구나 동양계 사람들은 얼굴 윤곽에 문제가 발생하는 경우가 흔하다. 달걀형의 얼굴을 지닌 사람들의 수가 많지 않다는 뜻이다.

특히 턱이 앞으로 길게 돌출된 주걱턱의 경우, 얼굴이 길어 보이고 고집이 세 보이기 때문에 마이너스 효과를 배가시키고 만다. 얼굴의 균형에 있어 위턱과 아래턱의 관계는 매우 중요하다. 따라서 얼굴 골격에 부조화가 심한 주걱턱의 소유자라면 완벽한 이목구비를 갖췄다 해도 아름다운 모습으로 보이는 건 불가능하다.

주걱턱은 아래턱이 기형적으로 크다. 긴 얼굴 형태, 앞니들의 교차교합, 이를 악물었을 때 위아래 앞니에 틈이 생기는 것, 치아가 가지런하지 않고 아랫니가 윗니보다 앞으로 많이 나와 있는 것 등이 주걱턱의 특징이다. 음식물을 씹거나 말할 때 불편한 것은 두말할 것도 없다.

원인이 위턱의 발육부진이든 아래턱의 이상성장이든 아래턱이 위턱보다 더 앞으로 튀어나오면 주걱턱이라고 부른다. 주걱턱의 문제는 신체 기능에 있다기보다는 부정적인 외모에 있다. 주걱턱은 적극적인 치료가 필요한 부정교합으로, 심리적으로 예민한 사춘기에 이 때문에 고민하는 청소년들이 많다.

첫인상을 결정하는 데는 얼굴 전체의 느낌이 큰 비중을 차지한다. 즉 얼굴의 형태와 크기가 그 사람의 분위기를 결정하는 데 큰 비중을 차지하는 것이다. 그러나 주걱턱인 경우 첫인상에 미치는 부정적 영향이 상당하기 때문에 최근 성형외과 쪽은 주걱턱의 교정에 많은 관심을 보이고 있다.

정상적인 상태라면 치아가 맞물려 있을 때 윗니가 아랫니보다 앞

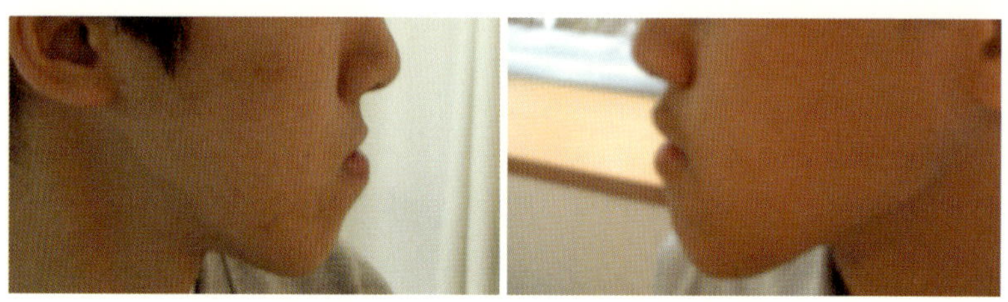

주걱턱은 외모에 미치는 부정적인 영향 때문에 적극적인 치료가 필요하다.

으로 나와 아랫니를 살짝 덮어야 한다. 실제로 입을 자연스럽게 다물고 치아의 맞물림 상태를 살펴보면 자신이 정상인지 아닌지를 알게 된다.

주걱턱에서는 대개 치아가 맞물려 있을 때 아랫니가 윗니보다 더 앞으로 나와 있는데, 그 원인이 매우 다양하기 때문에 치료에 앞서 정확한 원인 진단이 필수이다. 또 치료를 받는 환자도 대부분 성장이 왕성한 아동들이기 때문에 치료법의 결정에 각별히 주의를 기울여야 한다.

주걱턱은 유전적인 원인 때문에 생기는 경우가 많다. 그러므로 부모 가운데 한 명이 주걱턱일 경우에는 아이가 어릴 때 병원을 찾아 주걱턱이 될 가능성이 있는지 상담해보는 게 좋다. 60%가 유전적인 요인이라고는 해도 어릴 때 턱을 내미는 습관이 있는 것도 주걱턱으로 자라게 만들 수 있으므로 못하게 하는 것이 좋다.

　주걱턱은 치료의 시기가 빠를수록 효과가 뛰어나다. 치과의사들은 만 5세 정도에 시작하는 게 가장 효과적이라고 한다. 물론 어릴수록 교정의 효과는 크지만, 너무 어리면 아이가 치료의 필요성이나 과정을 이해하지 못한다. 아이들은 교정 장치를 혼자 떼어내는 등 의사의 지시에 제대로 따르지 않아 교정기간이 길어질 수도 있다. 만 5세 정도에는 치료의 필요성을 이해하고 따르므로 치료의 효과도 크다. 또한 5세 정도에 교정을 시작하면 학교에 들어가기 전에 치료를 마칠 수 있다는 장점도 있다.

　주걱턱의 교정에는 레진resin이라는 플라스틱 소재로 만든 장치가 쓰인다. 일주일 정도만 지나면 혼자서도 자유롭게 빼고 낄 수 있다. 교정 장치는 잠자고 있는 동안에는 물론, 식사를 하거나 심한 운동을 할 때 말고는 계속 착용해야 한다. 교정 장치를 끼고 있는 동안에는 되도록 입을 다물고 있어야 하며, 하루 8시간 이상 착용해야 효과가 있다.

　교정에 걸리는 기간은 보통 2년 정도지만, 1년 이내에 끝날 수도 있고 5~6년씩 걸리는 수도 있다.

　주걱턱은 얼굴뼈가 자라는 동안에는 교정 장치를 이용해 바로잡을 수 있지만, 시기를 놓쳐 사춘기가 지나 뼈가 완전히 자란 후에는 수술을 하는 수밖에 없다. 주걱턱 시술의 주목적은 얼굴의 균형을 바로잡아 조화된 얼굴뼈의 상태로 교정하는 것이다.

단순한 주걱턱 시술은 국소마취를 하고 입 안쪽의 절개를 통해 턱 아랫부분의 뼈 일부를 잘라내는 것이다. 그러나 심한 주걱턱은 양측에서 턱뼈를 절골하고 뼈의 일부를 잘라낸 다음 뒤로 이동시키고 고정한다. 이때는 치아의 부정교합을 함께 교정해야 한다.

"아래턱이 많이 나왔어요. 아랫니가 윗니 밖으로 나오거든요. 너무 답답하고 신경 쓰여요. 많이 움직이면 소리도 나요. 요즘은 집중도 잘 안 돼요. 어렸을 때는 괜찮았는데, 초등학교 6학년 2학기말부터 이런 것 같아요. 부모님은 다 정상이고 동생도 정상인데 왜 나만 이런지 모르겠어요."

이웃에 사는 중학생 B의 이야기다. B의 말대로 B의 집안사람들은 다 정상인데 유독 B만 아래턱이 많이 나왔다. 한참 외모에 신경 쓸 나이여서 그의 고민은 그냥 지나치기에는 심각할 정도였다.

고민하던 B는 그해 겨울방학 때 치료를 받기 시작했다. 치과병원의 구강(악안면)외과와 교정과에서 서로 협조하여 같이 치료했다. B는 치료 후 얼굴형이 바로잡히며 자신감을 회복하고 성격도 밝아졌다.

입호흡 교정으로 '안면 비대칭' 막자

오랜 시간 책상에 앉아 시험을 준비하는 수험생들은 시간이 길어지면서 다리를 꼬고 앉거나 몸을 한쪽으로 기울이는 자세를 자주 취한다. 이는 척추와 골반이 삐뚤어져 몸의 좌우 균형을 무너뜨려 몸의 불균형을 초래하게 된다.

습관적으로 턱을 괴고 책을 보는 것도 그러하다. 한쪽 턱에 장시간 힘이 가해지게 되면 좌우 턱의 불균형이 심각해지면서 안면비대칭을 일으키는 가장 큰 원인이 된다. 또 어릴 때부터 한쪽으로만 씹는 습관이 성인이 되어서도 지속되는 경우 반대쪽 턱에 비해 한쪽 턱만 사각턱처럼 보이는 경우도 있다. 하지만 근래엔 좋지 않은 입호흡 습관이 안면비대칭, 주걱턱, 치아부정교합, 아데노이드형 말상 얼굴 등 얼굴변형을 초래하는 것으로 나타났다.

아무리 멋있는 사람이라도 좌우가 완전히 똑같은 사람은 없다. 본인이나 주변 사람이 크게 인지하는 못하는 경우는 굳이 치료는 필요 없다. 하지만 거울을 봤을 때 얼굴의 중심선과 턱 끝의 중심선이 맞지 않는다거나 턱의 한쪽 부분이 크게 돌출 되어 있고, 입술 한쪽 끝이 삐뚤어져 올라갔다면 안면비대칭을 의심해 볼 수 있다.

2009년 12월 인기 프로그램 KBS "생로병사의 비밀―호흡기 질환, 면역력을 높여라!" 방송 中 각종 알레르기 질환의 원인으로 '입호흡' 의 위험성에 대해 시사한 적이 있다.

갈수록 대기오염과 서구화되어가는 생활 식습관은 우리 몸을 알레르기 체질로 만들고 있다. 그 중 비염, 축농증은 가장 대표적인 알레르기 질환으로, 콧물, 재채기, 코막힘 외 눈코 가려움, 코피, 다크서클, 정서불안 등 수많은 증상으로 우리를 괴롭히고 있다.

코로 숨을 쉬지 못하고 입으로 숨을 쉰다. 자칫 입호흡은 코호흡보다 더 많은 공기를 들여 마시기 때문에 입호흡이 더 편한 호흡이라 착각할 수 있다.

코는 굴곡 된 구조와 점액, 털로 인해 공기 중의 무수한 병균을 걸러주고 정화하며, 몸에 들어오는 공기의 온도와 습도를 조절해주면서 기관지를 자극하지 않음은 물론 폐를 보호해주는 매우 중요한 역할을 한다. 하지만, 반대로 입으로 호흡을 하게 되면, 걸러지지 않은 더럽고 건조한 공기가 계속해서 몸 안으로 침입하면서 면역계를 교란시켜 각종 위험에 노출 될 수밖에 없다.

아이들은 3살 때까지 뇌 신경회로가 완성이 되고, 5살까지 얼굴형이 결정된다. 그러나 3~5세 사이 계속해서 입호흡을 하다보면 치아부정교합, 주걱턱, 아데노이드형 말상 얼굴, 안면 비대칭 등 얼굴 변형을 초래한다.

과거에 비해 생김새나 체형 등 미인의 기준이 바뀌었지만 여전히 아름다움은 시대를 뛰어넘어 모든 세계인의 관심사다. 얼굴도 몸매도 자신의 체형과 균형이 가장 잘 맞아 떨어질 때 한층 더 아름다워 보이는 것이다.

'입으로 숨을 쉬든, 코로 숨을 쉬든 숨만 쉬면 문제없다' 라는 잘못된 생각이 아이의 인생을 망쳐놓고 있다.

이때 YD영동탕을 복용하면 비염, 축농증 등 알레르기 질환에 탁월한 효능을 보인다. 특히 본원에서는 기존의 한방만을 고집하지 않고 양 · 한방 협진 시스템을 구축, 치료 효율을 높이고 있다.

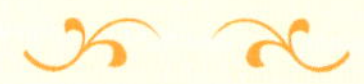

입으로 숨 쉬면 얼굴 변형 · 치아부식 온다

코가 아닌 입으로 숨 쉬는 사람들이 많다. 특히 어린이 중에 얼굴 모양이 변형됐거나 호흡기 질환에 자주 걸리면 입으로 숨을 쉬는지 점검해봐야 한다고 전문가들은 지적한다. 입으로 호흡하면 뇌에 대한 산소 공급 부족, 호흡기 질환, 얼굴 모양 변형, 충치 증가 등이 초래될 수 있기 때문이다. 입으로 호흡하는 것은 비염이나 축농증 등 코 막힘 때문으로 알려져 있다. 코가 휘어져 있거나 코 안쪽 조직인 아데노이드가 비대해진 것도 원인이다.

영동한의원 김남선 원장은 "코 질환으로 한의원을 찾는 어린이의 약 절반이 입을 숨을 쉰다. 코 막힘 등이 주원인으로 판단되지만, 유아기 때 잘못 형성된 호흡 습관의 영향도 있는 것으로 보인다"고 말했다.

입으로 숨 쉬면 코로 숨 쉴 때보다 폐로 들어가는 공기의 양이 약 20% 적다. 코 점막에는 호흡에 필요한 상피세포가 분포하고 있어 흡입한 공기가 원활하게 폐로 들어가지만, 입에는 이런 조직이 없어서 공기를 폐로 보내는 작용이 효율적으로 이뤄지지 않는다.

이렇게 되면 폐에서 흡수돼 혈액을 따라 뇌 등 온 몸에 공급되는 산소의 양도 그만큼 적다. 그 밖에 입 호흡을 하면 잠을 자주 깨 숙면을 취하지 못하게 돼 성격이 예민해지고, 작은 일에도 짜증을 잘 내고, 뇌 기능과 집중력도 떨어진다. 또 코에는 호흡할 때 공기 속 이물질을 걸러주는 섬모(털)와 점막 조직 등이 발달돼 있지만 입에는 이런 장치가 없어 공기 중 이물질이나 세균 등이 몸속에 들어오기 쉽다.

강남퍼스트치과 장혁진 원장은 "입호흡을 하면 침의 양이 깨어 있을 때는 약 10~20%, 잠잘 때는 30~40% 가량 적다. 침이 마르면 세균이 잘 번식해 충치나 잇몸병이 잘 생긴다"고 말했다. 입 호흡을 하면 또 무턱이 되거나 얼굴이 점점 길어질 가능성이 있다. 아이들의 입 호흡을 바로 잡아주려면 코 질환을 먼저 치료해야 한다. 건국대병원 이비인후과 홍석찬 교수는 "아데노이드 비대증이 있으면 편도선과 아데노이드를 떼어내는 수술로 코 호흡이 원활하게 해준다"고 말했다.

Part **5**

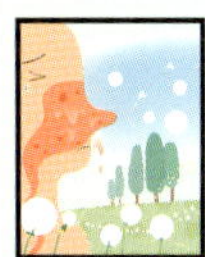

비염, 축농증, 천식, 아토피까지!

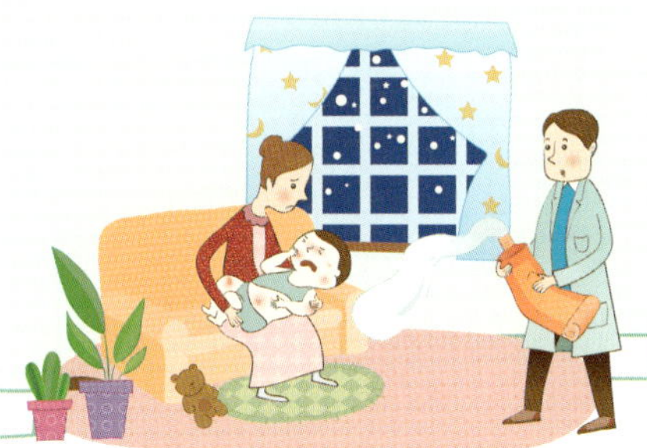

가벼운 감기가 평생 고질병 된다

감기가 자주 걸리는 상태에서 방치하면 병세가 악화되어 콧속에 염증이 생기는 급성 비염이 되고, 급성 비염이 만성 비염으로, 만성 비염은 다시 축농증으로 발전한다.

감기를 달고 사는 아이들이 있다. 감기感氣라는 단어는 한의학에서 온 것으로, 사기邪氣, 즉 '나쁜 기운'에 닿았다는 뜻이다. 한방에서는 나쁜 기운을 여섯 가지로 나누는데 풍사風邪, 한사寒邪, 서사暑邪, 습사濕邪, 조사燥邪, 화사火邪가 그것이다. 이러한 기운들은 각기 다른 질환을 일으키는데, 감기는 풍과 한, 즉 바람의 기운과 차가운 기운이 우리 몸속에 들어와 생긴 것이다.

그러나 단순히 외부에서 들어온 나쁜 기운만으로는 병이 생기지 않는다. 몸이 건강하면 사기가 들어온다고 해도 몸이 이겨내기 때문이다. 이런 원리에서는 감기의 치료법도 간단히 찾을 수 있다. 감기를 달고 사는 아이들은 대개 허약하다. 허약하고 키 작은 아이는 특별한 질환이 없는데도 발육이 늦고 감기에 잘 걸린다.

"자꾸 열이 나고 배가 자주 아파요."

허약한 아이는 이렇게 호소할 때가 많다. 그들은 쉽게 피로를 느끼고, 편도염과 소화불량 등을 반복한다. 아이는 기혈이 충실치 못하고 피부가 연약하다. 어린아이일수록 그런 증세는 심하다. 아이는 한열의 조절 기능이 미약하므로 감기에 잘 걸리는 것이다.

소아감기의 임상적 특징은 크게 세 가지로 정리할 수 있다. 첫째, 한증이 열증으로 잘 변하여 갑자기 고열을 나타낼 수 있다. 둘째, 고열로 인하여 열성 경련을 일으킬 수 있다. 셋째, 식체食滯로 인하여 구토, 설사 등 위장 증상을 일으킬 수 있다. 따라서 소아감기 치료는 임상적으로 고열형, 위장형, 경련형, 해수형, 류머티형, 콧물형으로 분류할 수 있다.

고열이 나는 것을 고열형이라고 한다. 흔히 편도선염 등 인후 부위의 염증일 경우가 많다. 위장형은 설사, 구토 등 위장 장애를 초래하는 경우가 많다. 경련형은 자주 놀라며 경련을 일으키는 경우이다. 해수형은 기침감기라고도 하며 가래, 열 등을 동반한다. 류머티형은 몸살감기로 온몸이 쑤시며 오슬오슬 춥다. 콧물형은 콧물감기이다.

소아감기의 경우 안정을 시켜는 것이 우선이다. 감기는 몸을 차게 하거나 찬 공기에 노출되면 악화된다. 실내온도는 20~22도로 유지하도록 하며, 습도는 80~90%로 유지한다. 영양이 부족하지 않도록 하되 자극성 음식, 기름진 음식은 금하는 것이 좋으며, 담백하고 따뜻한 것이 좋다. 또한 아이를 너무 덥게 키우지 말아야 한다. 감기에 자주 걸리면 일광욕이나 건포마찰 등으로 피부를 단련하되, 탁한 공기를 피하고 콧속을 청결히 하도록 한다. 그러면 어느 정도 호전되는 것을 볼 수 있을 것이다.

감기에 자주 걸리는데 잘 낫지 않으며 열은 없어도 기침을 자주 하는 아이도 있다. 이런 아이는 찬바람을 쐬거나 찬 음식만 먹어도 기침을 한다. 천식성 발작을 일으키기도 하며, 편도선염, 인후염 등에 잘 걸리고 코피가 자주 나거나 코가 잘 막힌다.

감기는 아주 흔하지만 아이들이 걸리면 쉽게 낫지 않아 고생하는 경우가 허다하다. 나았다 싶으면 어느새 열이 오르고 기침을 한다. 이렇게 감기를 달고 살아도 엄마들은 아이들에게 한약 먹이는 것을 주저한다. 증상이 다 다른데 어떻게 한약으로 치료할 수 있냐는 생각이다.

한의학에서는 감기의 종류마다 다른 처방을 가지고 있으며 아이의 체질에 따라 또 처방이 달라진다. 기침을 하면서 땀이 나는 경우와 나지 않는 경우, 열이 지속되는 경우와 오르락내리락하는 경우 등, 원인과 발병 시기와 증상에 따라 처방이 달라진다.

한방치료는 즉각적인 치료 효과를 기대하기 어렵기 때문에 양방 치료보다 오랜 기간 참으면서 치료를 받아야 하는 단점이 있다. 하지만 일단 치유가 되면 웬만해서는 재발하지 않는 장점을 갖고 있다.

감기의 문제는 감기 자체가 아니라 감기가 발전한다는 데 있다. 감기가 자주 걸리는 상태에서 방치하면 병세가 악화되어 콧속에 염증이 생기는 급성 비염이 되고, 급성 비염이 만성 비염으로, 만성 비염은 다시 축농증으로 발전한다. 축농증은 콧병의 종착역인 셈이다. 축농증이 만성으로 발전되면 치료는 더욱 어려워진다.

알레르기성 비염은 생명을 위협하지는 않지만 삶의 질을 떨어뜨리는 아주 귀찮은 질환이다. 기관지확장증 같은 병이 따라오기도 한다. 기관지확장증은 기관지가 군데군데 늘어나 여기에 가래 같은 분비물이 고여서 염증 상태를 악화시키고 병원균이 자라게 만들어 항상 누런 가래와 기침이 나오고 숨이 찬 증상이다.

따라서 알레르기성 비염이 있다면 꾸준히 치료하여 완전히 뿌리를 뽑아야 한다. 이는 눈앞의 가벼운 비염의 문제가 아니라, 뒤따라올 만성 축농증, 아토피, 기관지천식 등의 고질병을 예방하기 위한 것이다.

알레르기 천식 등 알레르기 질환이 있는 아이들은 외부의 맑은 공기에 자주 접촉시켜 자기 몸 스스로 저항력을 키워 호흡기를 튼튼히 해야 한다. 그리고 알레르기 전문의에게 꾸준히 치료받는 것이 무엇보다 중요하다. 유치원에 다니는 7세 C의 이야기를 보자. C가 찾아온 것은 알레르기가 한창인 봄철이었다. 3년 전부터 매년 3~4월경이면 어김없이 나타나는 기침과 가래, 천명喘鳴 등으로 힘들어했다고 한다.

소아 알레르기 기관지천식의 명약은 두말할 필요도 없이 소청룡탕이다. 소청룡탕에 상백피와 행인을 넣어 쓰면 더욱 효과가 좋게 된다. 이 약은 알레르기 천식을 치료하는 기본 약으로, 심한 기침과 가래를 없애준다. 그리고 치료 이후에도 호흡기를 보강하여 몸의 저항력과 면역성을 길러주며, 외부의 환경으로부터 호흡기가 잘 적응을 하게 해주는 중요한 작용도 한다.

C는 100일 동안 소청룡탕을 복용한 후 연중행사처럼 생기는 기침으로부터 완전히 해방되어 지금은 건강하게 잘 자라고 있다.

평소 몸이 약해 기침천식이 있는 어린이는 위의 약에 녹용을 넣어 쓰면 효과가 더욱 좋다. 녹용은 어린이의 기관지나 호흡기를 보해 주는 것 외에 밥을 잘 먹게 하고, 발육도 좋게 해주며, 감기 등 각종 질병을 예방한다.

알레르기성 비염을 잡아라

알레르기성 비염은 외부에서 먼지나 담배연기, 찬 공기, 꽃가루 등 항원물질이 코로 들어오면 쌓여 있던 수독에 의해 콧물이 넘쳐흐르는 것이다.

알레르기란 대부분의 사람들에게는 무해하지만, 일부 알레르기 소인이 있는 사람에게서 비정상적인 과민반응이 나타나는 것을 말한다. 이러한 알레르기 반응을 일으키는 물질을 알레르기 항원[allergen]이라 부른다. 이 과민한 반응이 코에 나타나는 질환이 알레르기성 비염이다.

대개 7~12세의 초등학생이 46.75%로 가장 많고, 6세 이하가 27.7%, 13~18세가 25.6%이다. 알레르기성 비염은 이처럼 소아기에 발병하는 경우가 많지만 나이에 상관없이 어느 연령대에서나 발병할 수 있으며, 60세 이후에 발병하기도 한다.

비염은 원인에 따라 알레르기성 비염, 혈관운동성 비염, 감염성 비염, 비알레르기성 비염으로 분류할 수 있다. 알레르기성 비염은 진드기나 곰팡이, 꽃가루, 먼지 등에 의해 발생한다. 혈관운동성 비염은 점막에 분포하는 자율신경계통의 이상으로 생긴다. 감염성 비염은 세균 및 곰팡이 감염에 의해 발생한다. 비알레르기성 비염은 코감기, 콧속 구조 이상, 임신이나 내분비 기능 이상, 스트레스 등에 의해 생긴다.

알레르기는 유전적 요인이 크기 때문에 부모 형제 중에 알레르기 환자가 있으면 자녀에게 알레르기가 발생할 확률이 아주 높다. 친가보다 외가 쪽의 영향을 많이 받으며, 부모 모두가 알레르기 환자면 자녀가 알레르기를 일으킬 확률이 80%나 된다.

알레르기를 일으키는 원인은 많으며, 흔한 것이 꽃가루, 먼지, 집먼지진드기, 동물의 털, 곰팡이, 담배연기 등이다. 우리 주위에서 흔히 접하는 물질이나 음식물도 항원이 될 수 있다. 특정 항원 외에도 찬 공기나 갑작스러운 온도 변화, 먼지, 공해물질 등에 대해서도 비특이적 과민반응을 보이는 경우가 많다. 그래서 대기오염이 심한 곳, 먼지가 많은 곳, 사람이 많이 모이는 곳 등에서 증상이 심해지고, 계절별로 황사 등 오염이 많고 외출이 잦은 봄철에 증상이 악화되는 것이 보통이다.

알레르기성 비염에는 특정한 계절에만 발병하는 계절성 비염과 일 년 내내 증세를 나타내는 통년성 비염이 있다. 우리나라에서는 통년성 비염이 약 75%를 차지하고 있다.

통년성 비염 환자의 약 80%는 항원 테스트에서 집먼지진드기에 반응을 나타내고, 개나 고양이 등의 털이나 비듬, 분비물, 곰팡이, 바퀴벌레 등이 항원인 경우도 흔한 편이다. 계절성 비염의 원인은 주로 꽃가루이다. 우리나라에서는 주로 포플러, 오리나무, 버드나무, 참나무, 소나무 등의 수목화분이 주된 원인이 된다. 여름에는 잔디 등의 꽃가루, 가을에는 쑥, 돼지풀 등의 잡초화분이 공기 중에 많이 떠다니며 말썽을 일으킨다.

알레르기성 비염을 앓고 있는 사람들은 대부분 심한 코막힘을 호소한다. 코는 호흡기의 생리기능을 수행하는 중요한 기관이다. 외부로부터 세균이나 독성물질이 깊숙하게 침입할 수 있는 점막을 갖고 있어 알레르기 반응을 잘 일으킨다.

알레르기성 비염의 대표적인 3대 증상은 맑은 콧물과 발작성 재채기, 코막힘이다. 증상은 아침에 심하다. 눈 점막의 가려움, 두통, 권태감, 후각 감소 등의 증상이 있고, 정도의 차이는 있으나 천식, 아토피성 피부염, 결막염 등의 다른 알레르기 질환과 같이 나타나는 경우가 많다. 실제로 알레르기성 비염 환자 중에서 기관지천식을 앓는 사람이 20~30% 정도 된다는 보고가 있다.

증상은 연령에 관계없이 나타나지만, 아이의 경우에는 가려워서 코를 문지르거나 실룩거리는 습관이 생기며, 이로 인해 코의 점막이 헐어 코피를 흘리는 경우도 있다.

비염 같은 증상이 오래가면 심폐의 기능이 약화되고 심하면 천식으로까지 발전하는데, 집에서 약쑥을 이용한 민간요법을 하면 좋다. 약쑥을 삶아서 뜨거운 물에서 올라오는 김을 코와 입으로 들이마시는 것이다.

몸의 신진대사 중에 수분의 대사가 원활히 이루어지지 않아 생기는 증상을 한의학에서는 수독이라 한다. 알레르기성 비염은 외부에서 먼지나 담배연기, 찬 공기, 꽃가루 등 항원물질이 코로 들어오면 쌓여 있던 수독에 의해 콧물이 넘쳐흐르는 것이다.

치료는 환자의 증상 정도와 체질과 변증에 따라 적합한 처방을 선택하는데, 증상 소멸과 코의 방어기능 강화 및 정상 상태로의 회복을 목표로 한다. 증상이 심한 경우에는 증상 치료를 먼저 한 뒤 증상이 가벼워지면 정기를 보하고 체질을 개선하는 약을 쓰면서 알레르기를 치료한다. 주로 온보폐장溫補肺臟, 거풍산한祛風散寒, 건비익기建脾益氣, 보폐

온신補肺溫腎하는 처방을 사용하며, 증상에 따라 적절하게 가감한다.

자연요법 중에서는 순수한 자연의 정유精油를 사용하는 향기요법이 비염 및 천식에 탁월한 효과가 있다고 알려져 있는데, 증상에 따라 적합한 정유들을 처방하여 향기를 흡입하거나, 희석하여 콧속에 뿌리거나, 혹은 코에 직접적으로 마사지하는 방법을 사용한다.

주로 사용하는 외용약인 통비환通鼻丸은 내복약과는 달리 직접 콧속에 삽입하여 한약재가 코 점막을 자극, 강화시키고 점막 내 부종을 제거하고 농을 배출시켜 치료한다.

알레르기를 이야기할 때 빠지지 않는 것이 음식 알레르기다. 음식 알레르기는 음식으로 인해 일어나는 알레르기 증상 전반을 가리키고, 항원이 되는 음식에 따라 이름이 붙여진다. 음식 알레르기는 특정 음식을 먹으면 설사와 복통, 재채기, 콧물, 피부가 가렵거나 편두통이 생기는 등, 증상도 다양하고 증상이 나타나는 부위도 다양하다.

알레르기는 알레르기원을 피한다고 해결될 문제가 아니다. 특정 물질에 알레르기 반응을 보였던 사람이라면 다른 물질에도 그럴 가능성이 높기 때문이다.

아이들이 즐겨 먹는 식품 중에서 알레르기를 유발하거나 증상을 악화시키는 것으로 계란, 우유, 밀가루가 있다. 계란의 에그 알부민,

우유의 알파 카제인, 밀가루의 글루텐 등과 이들 식품으로 만든 가공
식품들은 알레르기를 일으키기 쉽다.

이들은 장내의 세균에 의해 에소루핀이라는 알레르기 물질을 만
들어내고, 이는 염증을 억제하는 생리물질인 프로스타글란딘의 생합
성을 억제하게 된다. 그러므로 이들 식품은 알레르기 치료의 맨 앞줄
에 나오는 금기식품이다.

식품에 함유된 단백질도 문제가 된다. 단백질은 위액과 췌장액에
의해 소화되어 프로테인, 펩티드, 아미노산 순으로 잘게 분해되어 흡
수되는데, 소화작용이 제대로 이루어지지 않아 분자량이 큰 펩티드
상태로 흡수되는 경우가 있다. 그러면 우리 몸의 면역체계는 이를 이
물질로 오인하여 항체를 생성하게 된다.

알레르기를 자주 일으키는 아이들은 계란, 우유, 밀가루 음식 등
을 삼가고, 변비가 생기지 않도록 야채와 해조류를 충분히 섭취해야
하며, 소화가 잘 되는 것 위주로 식생활을 조정해야 한다. 알레르기
와 식품의 관계에 있어서는 사상의학에 따른 음식 섭취가 가장 안전
하고 아이들에게 권할 만하다.

“애는 자꾸 배가 아프다고 하는데, 여러 병원에서 진료를 받았지
만 별다른 이유를 발견하지 못했어요.”

P를 데려온 어머니의 말이다. 그러다 보니 P의 엄마는 P가 학교 가기 싫어서 꾀병을 부리는 것으로 의심을 했다. 그러나 간헐적으로 발생하던 복통이 매일 발생하고 두통도 반복적으로 나타나게 되자 문제가 심각하다는 걸 깨닫고 병원을 찾아온 것.

초등학생인 P는 평상시 소심해서 발표력도 부족하고 활동적이지 않아 가만히 앉아서 책 읽기를 좋아했다. 그런데 초등학교에 입학하면서부터 복통이 심하다고 호소하기 시작해 별 것 아니려니 하고 신경을 쓰지 않고 있었는데, 알고 보니 알레르기성 복증이었다.

P는 체질 치료를 받기 시작했다. 태양인 체질이었던 P에게는 모든 육식과 기름기 있는 음식, 유제품, 밀가루 음식, 인스턴트식품을 일절 금하는 엄격한 식사요법을 했다. 그러자 보름 만에 복통과 두통이 사라지고 자신감도 회복되어 학생회 부회장까지 당선됐다.

건강하지 못한 대부분의 아이는 체질에 해로운 음식을 편식하는 습관을 갖고 있다. 자신이 좋아하는 음식이 체질에 맞지 않으면 특별한 이유 없이 잔병치레를 하는 선병질적인 아이로 성장하게 된다. 이것은 일정한 시간이 흐른 뒤 알레르기로 발전하게 된다. 이렇게 발생하는 알레르기는 비염, 아토피성 피부염, 건선은 물론 두통, 복통으로까지 이어질 수 있다. 이런 경우는 부모가 일찍부터 아이의 체질을 알고 체질에 맞는 식사요법을 하면 미연에 방지할 수 있다.

콧물이 쌓이는 축농증

급성 축농증이 낫지 않으면 만성 축농증으로 바뀌게 된다. 만성 축농증은 부비강에서의 급성 염증이 치료되지 않고 오랫동안 방치된 것이다.

감기 바이러스가 콧속의 점막층에 위치하는 섬모 기능을 방해하면 세균들이 쉽게 자라 비염이 생긴다. 그렇게 되면 코 안의 점막과 부비강 점막이 부어오르게 되며, 부비강의 자연 배출구들이 막혀 분비물 배출이 안 된다. 그러면 부비강의 점막에서 분비된 점액이나 콧물이 비강으로 옮겨지는데, 점막에서 염증이 생기면 분비물이 부비강으로 흘러 들어가 콧물이 가득 차게 된다. 그래서 이 질환을 콧물이 쌓인다 하여 축농증蓄膿症이라 부른다. 보통 축농증이라고 하면 만성 축농증을 말한다.

코 주위의 얼굴 뼛속에는 부비동이라 불리는 여러 개의 부속실이 있는데, 얼굴의 광대뼈 속에 가장 커다란 상악동이 있고, 콧등과 눈 사이에 벌집 형태를 한 사골동, 앞이마 속에 전두동, 코 제일 안쪽 뇌와 인접한 집형동이 그것으로, 각 2개씩 모두 8개가 있다.

점막으로 덮여 있는 부비동은 그리 중요한 역할을 하는 건 아니다. 코와 연결되는 통로로 이어져 있고 속은 공기로 차 있어 분비물을 코 쪽으로 배출시키는 일 정도만 한다. 그러나 코로 통하는 연결 통로가 막혀 부비동 안에 고름이 고여 썩게 되면 사람들을 피곤하게 만드는 축농증이 발생하게 된다.

평소에 알레르기성 비염이나 비후성 비염, 비중격만곡증 등의 콧병이 있거나 편도나 아데노이드 등이 커서 콧물의 배출이 시원스럽게 되지 않는 사람은 축농증에 걸리기 쉽다. 축농증이 있으면 항상 눈이 충혈되는 감기 증상이 있으며, 두통이 심해진다. 그리고 누렇고 끈끈한 콧물이 나오면서 코막힘이 더 심해진다.

급성 축농증은 급성 비염에 이어 일어난다. 초기에는 약간 열이 있고 콧속이 부은 것같이 느껴지는데 코를 풀어도 시원하지가 않다. 심해지면 으슬으슬 춥고, 입맛이 없어지며, 온몸이 피곤해지고, 머리가 지끈지끈 아파 오면서 염증이 심해진다. 보통의 경우 상악동에서 문제가 생기지만 사골동에서 생기기도 한다.

급성 축농증이 낫지 않으면 만성 축농증으로 바뀌게 된다. 만성 축농증은 부비강에서의 급성 염증이 치료되지 않고 오랫동안 방치된 것이다. 부비강의 구조상 부비동 내에서 분비물이 배출되지 않고 있으면 반드시 만성화된다. 만성이 되면 누렇고 끈끈한 콧물이 자주 나오고 이것이 목으로 들어가 코막힘, 악취, 후각 장애, 두통 등이 오래 지속된다. 또한 귀가 잘 들리지 않기 때문에 집중력이나 기억력이 감퇴되어 피곤하며 산만해지기 쉽다.

두통은 만성 축농증의 주요 증상 중 하나이다. 만성 축농증의 두통은 급성에 비해 심하지는 않은데 대신 머리가 무거운 느낌이 든다. 코 부위의 통증은 별로 없고 옆머리가 아픈 경우가 많다. 만성 축농증으로 인해 머리가 무겁고 두통이 생기는 까닭은 염증 그 자체보다 머리 가까이에 있는 신경이 자극되기 때문이다.

다음으로 만성 축농증 환자가 많이 호소하는 것은 코막힘이다. 두통이나 두중감도 코막힘 때문에 일어난다. 코가 막히면 숨쉬기가 힘들다. 그래서 입으로 숨을 쉬게 되는데, 이로 인해 구강이나 인후 점막에 염증이 잘 생기게 된다. 또한 끈끈하고 누렇고 탁한 콧물도 많이 흐른다. 콧물이 밖으로 나오지 않는 환자는 목구멍으로 넘어가기 때문에 늘 가래가 차 있는 느낌이 든다. 여름철에는 자기 콧물의 불쾌한 냄새 때문에 구토를 하는 경우도 있다. 간혹 코가 막혀 냄새를 못 맡는 사람은 남이 말해 주어야만 본인의 콧물에서 악취가 난다는 것을 알 수 있게 된다.

축농증이 있는 어린이는 코의 농이 목으로 넘어가 기관지를 자극해 만성 기침을 하게 된다. 만성 기침은 천식으로 진행되기도 하는데, 고질적인 천식이 되면 낫기도 어렵고 고생도 심하다.

축농증의 주치료는 우선 증상을 안정시키고 소염제 등의 약을 사용하는 것이다. 만일 두통이나 코막힘이 심하면 침 치료도 병행한다.

코와 뇌, 코와 치아가 밀접한 관계에 있는 것처럼, 코와 눈도 밀접한 관계가 있다. 안구를 부비동이라는 동굴이 둘러싸고 있기 때문이다. 안구 뼈의 위쪽은 전두동이고, 안쪽은 사골동, 아래쪽은 상악동, 뒤쪽 깊숙한 곳은 접형동이다. 눈 주위의 2/3는 부비동과 코로 둘러싸여 있는 셈이다.

눈물은 24시간 계속 분비되며, 안구의 표면을 촉촉하게 만든 후 남은 눈물은 콧속으로 통하는 눈물관을 거쳐서 코의 앞쪽으로 흘러내려간다. 울 때 콧물도 나오는 것은 이처럼 코와 눈 사이에 연결 통로가 있기 때문이다. 그러니 코에 질병이 있으면 코에서 눈 쪽으로 또한 감각신경인 삼차신경은 눈과 콧속에 공통적으로 분포되어 있고, 점막의 혈액 순환을 조절하고 있는 자율신경도 눈과 코 사이에 복잡하게 얽혀 있다. 알레르기성 비염에서 대부분의 환자가 콧물이 멈추지 않고 계속 흘러나오면서 눈물도 멎지 않고 계속 나온다고 호소하는 것은 이런 해부학적 구조가 원인이다.

1년 전에 안과 외래 진찰실로부터 41세의 남자 환자가 접수된 적이 있다. 이 환자는 눈이 아프고 두통이 있으며, 시력이 떨어지고 있다고 호소했다. 눈 부위를 찬 수건으로 식히면 일시적으로 증상이 좋아지지만 곧 다시 통증이 생긴다고 했다.

안과전문의의 진찰 소견은 흔히 보는 안정피로(눈이 약하여 피로하기 쉬운 상태를 말하며, 안구통, 두통, 불명료한 시력 등의 증상을 수반한다)였지만, 코막힘 증상이 있어서 문진해보니 10개월 전에 축농증 수술을 받았다고 했다. 안과에서는 혹시 콧속에 질병이 있을지도 모른다는 생각에 진찰을 의뢰한 것이다.

부비동과 콧속을 내시경으로 검사해보니 접형동에 이상 소견이 보였다. 축농증은 치료되었지만 수술 후 콧속에 군살이 부풀어 눈이 아팠던 것이다. 외래 치료실에서 그 군살을 코 내시경 수술로 떼어내자 다음날 눈의 통증과 두통이 완전히 사라졌다.

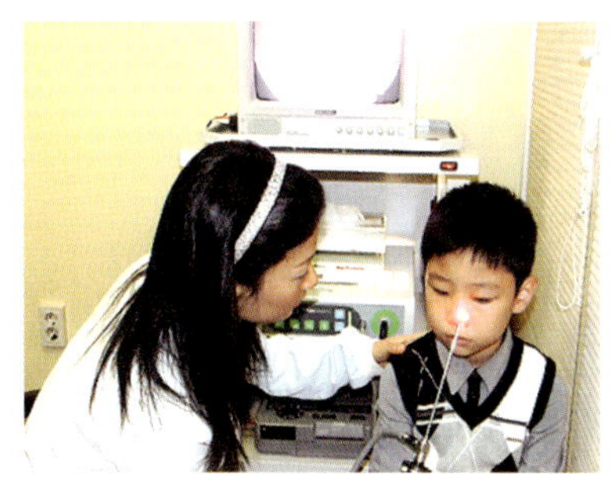

코 내시경 검사를 받는 모습

18세의 남자 환자를 의뢰받은 적도 있다. 환자는 6개월 전에 친구들과 싸우다가 코 주위를 심하게 맞았다고 했다. 당시 코피가 났고 3주 동안 콧물이 나왔다고 했다. 이마 부위에 두통이 계속 있었고 1개월 후에는 눈의 초점이 맞지 않게 되었다고 한다. 코막힘이 점차 심해지고 어지럼증도 나타났다. 진찰한 결과 코 가운데 뼈가 심하게 구부러져 있었고 코 점막이 부어 있었다. 타박성 비중격만곡증과 축농증이었다.

좁아진 콧속을 넓혀주는 약물을 쓰고 축농증 치료와 비중격을 똑바로 보수하는 치료를 했다. 치료 전에 눈의 초점이 맞지 않아 특수 안경을 쓰지 않으면 책을 읽을 수 없었으나, 치료 1주일 후부터 효과가 나타나기 시작했다. 먼저 코막힘이 없어졌고 두통이 경감되었다. 곧 영어사전을 읽을 수 있을 정도로 시력도 회복되었고, 물체가 이중으로 보이던 것도 하나로 보이게 되었다. 안구피로도 경감되고, 독서도 4시간까지 가능해졌다. 치료 8개월 후에는 멀리 있는 물체가 뚜렷하게 보일 정도로 회복되었다. 눈과 코 사이의 오묘한 관계에 놀라지 않을 수 없었던 케이스였다.

냄새를 잘 맡지 못한다?

우리나라에서는 축농증 등 부비동 질환이 전체 후각장애의 50%를 차지한다. 감기 후유증과 알레르기성 비염 등에 의한 후각장애도 비교적 많이 발견되고 있다.

오감五感의 하나인 후각은 없어서는 안 될 중요한 기능 중 하나이다. 코가 막히게 되면 점차 냄새를 맡을 수 없게 되는데 급성 비염인 경우에는 치료도 빠르고 후각장애도 빨리 치유된다. 하지만 만성 축농증까지 가면 코막힘이 없어지지 않고 냄새도 거의 맡지 못하여 회복 불능의 상태에까지 이르게 된다.

콧속에서 냄새를 맡는 것은 비강의 가장 후상부에 위치하는 후점막이다. 사람의 코는 4,000여 가지의 냄새를 구별할 수 있는 능력을 갖고 있다. 냄새를 맡는 것은 공기 중에 퍼져 있는 냄새 분자가 콧속으로 들어와 콧속 점막의 수용체와 결합한 뒤 자극이 후각신경을 통해 뇌에 도달, 냄새분자를 감지하여 구별하는 것이다.

냄새를 맡지 못하는 건 괴로운 일이다. 후각은 단순히 냄새를 감지하는 것뿐만 아니라, 그 냄새를 통해 위험을 감지하고 대피할 수 있도록 해주는 중요한 기관이기 때문이다.

"크게 감기를 앓고 난 후부터 조금씩 냄새를 맡지 못하다가 이제는 전혀 냄새를 맡지 못하게 되었어요. 생활에 불편이 너무 많아요."

대학생인 H의 말이다. 밥 타는 냄새를 맡지 못해 여러 번 밥을 태웠다는 J씨, 냄새를 맡지 못해 음식의 맛을 잃어버린 D씨 등 냄새를 맡지 못해 병원을 찾는 환자들이 적지 않다.

후각장애의 원인은 크게 두 가지로 나눌 수 있다. 첫째, 냄새를 가진 공기가 후각신경이 있는 곳까지 도달하지 못하거나, 도달해도 점막이 부어서 직접 접촉하지 못하는 경우. 이를 전도성(호흡성) 후각장애라 한다. 이는 코 안의 점막이 부어 있거나 물혹이 있거나 감기 후의 급성 염증 때문일 가능성이 크다.

둘째, 후각신경의 끝 부분이 손상돼 냄새가 도달해도 반응하지 않거나, 뇌 속의 신경중추가 손상돼 냄새를 못 맡는 경우이다. 이를 감각성(중추성) 후각장애라고 부른다. 이런 경우에는 신경을 살리는 외과적인 조치를 받아야 한다.

이밖에 벤젠이나 페인트 용매제 등 대부분의 산업용 화학물질은 후각장애에 영향을 미친다. 당뇨나 알츠하이머병, 파킨슨씨병도 후각장애를 일으킬 수 있다. 뇌의 중추신경 장애 때문에 냄새를 맡지 못하는 경우도 있으나, 이런 경우는 뇌종양 또는 교통사고 등으로 신경이나 뇌가 손상돼 발생하는 것으로, 흔한 것은 아니다.

우리나라에서는 축농증 등 부비동 질환이 전체 후각장애의 50%를 차지한다. 감기 후유증과 알레르기성 비염 등에 의한 후각장애도 비교적 많이 발견되고 있다. 이런 경우 비강 내의 비갑개가 종창腫脹되어 후열부後列部를 압박, 비강의 기도가 폐쇄되어 후신경의 기능이 저하되어 냄새를 맡을 수 없게 된다. 그러므로 호흡성 후각장애는 하루 빨리 원인을 제거하거나 체질을 개선해야 한다.

한방 치료는 원인이 되는 질환을 제거하는 것이 우선이다. 그리고 폐의 풍열을 제거하는 황기, 신이, 승마, 방풍, 갈근, 마황 등의 가미여택통기탕을 쓰면 좋은 효과를 볼 수 있다. 적극적 방법으로는 기본 체질을 개선시키면서 동시에 비강 내의 청열, 소염, 해독작용을 할 수 있는 이비해독탕을 장기간 복용하면 좋은 효과를 볼 수 있다.

후각장애가 있는 사람은 항상 감기에 주의해야 한다. 또한 기관지염, 중이염, 만성 비염 등이 생기지 않도록 체질을 개선해야 하며, 항상 맑은 공기가 잘 통하도록 주변 환경에 관심을 기울여야 한다.

숨을 쉴 때마다 괴로운 천식

천식은 기관지가 외부 자극에 매우 민감하게 반응을 해서 기침이 연속적으로 나오는 질환으로, 기침이 심해지면 얼굴과 입술이 파래지고 숨을 잘 쉬지 못하면서 식은땀을 흘리고 맥박이 빨리 뛰기도 한다.

"기관지천식은 호산구와 그 밖의 여러 가지 염증성 세포가 관여하는 기도의 만성 염증성 질환이며, 이 염증은 천식 환자에게 나타나는 기도의 과민 상태를 높인다. 알레르기 소인 등이 있으면 천식 발작의 원인이 된다."

이것은 1995년에 내려진 천식의 정의이다. 기관지천식이란 폐 속에 있는 기관지가 좁아져서 호흡곤란을 겪거나 잦은 기침, 또는 쌕쌕거리거나 가르랑 소리를 내는 천명 등의 증상이 반복적으로 나타나는 호흡기 질환으로, 알레르기성 비염 환자 중에는 기관지천식이 있는 사람들이 많다.

식습관과 주거환경의 변화, 환경오염, 조기 공동생활로 인한 심리적 스트레스 등으로 기관지천식 환자들이 급격히 늘고 있다. 천식은 기관지가 외부 자극에 매우 민감하게 반응을 해서 기침이 기관총처럼 연속적으로 나오는 질환으로, 기침이 심해지면 얼굴과 입술이 파래지고 숨을 잘 쉬지 못하면서 식은땀을 흘리고 맥박이 빨리 뛰기도 한다. 조금만 움직여도 숨이 가빠져 낮은 언덕도 몇 번씩 쉬었다 올라가야 하고, 숨소리가 커지기도 한다. 잠을 잘 때 가슴 속에서 휘파람 소리가 난다는 이들도 있다.

천식의 증상은 발작적으로 나타나기도 하고 만성적으로 나타나기도 하는데, 치료를 하면 언제 그랬냐는 듯이 며칠 만에 없어지기도 하고, 몇 년 동안 치료해도 전혀 좋아지지 않는 경우도 있다. 찬바람이 불기 시작하는 9월 말이나 10월 초부터 악화되기 시작하며, 따뜻해지는 5월쯤 증세가 완화되는 것이 보통이다.

천식은 어린이를 괴롭히는 3대 알레르기 질환 중 하나이다. 전체 소아 천식 환자들 중 약 70%가 어렸을 때 감기에 자주 걸려 모세기관지염으로 발전한 뒤 천식성 기관지염, 천식으로 이어지는 경우이다. 소아 천식은 급증하는 추세인데, 초기에 확실하게 치료하지 않으면 평생 천식을 달고 살 수도 있다. 당장의 고생이나 불편도 문제지만 어느 정도 나이가 들면 합병증까지 얻게 된다.

소아의 경우에는 남자아이가 여자아이보다 더 쉽게 발병하는데, 성인의 경우에는 성별에 따른 차이가 없다. 천식은 발작적으로 나타나기 때문에 순식간에 목숨을 잃을 수도 있다. 그러므로 소아 및 유아의 자녀가 천식 증세를 보이면 증세를 발견하는 즉시 적극적으로 치료에 나서야 한다.

소아 천식 환자들의 경우에는 별다른 증상 없이 그저 마른기침만 반복적으로 나타나는 기침형 천식도 많다. 처음에는 그저 감기라고 생각하고 병원에 갔다가 기관지천식이라는 진단이 나오는 경우가 많다. 의외로 쉽게 치료되는 기관지천식도 있으나 만성 기관지천식은 몇 년간 지속되기도 한다.

소아 천식은 대략 세 가지 정도의 발전 양상이 있다. 첫째, 성장하면서 자연히 치유되는 경우이다. 통계적으로 어릴 때 천식 증상을 보인 아이들 중 20% 정도는 6세 또는 12세 전후에 자연 치유된다고 한다. 둘째, 성장하면서 일시적으로 천식 증상이 없어졌다가 성장이 끝나면 다시 천식 증상을 보이는 경우다. 이것은 성장에 따라 기관지 내경이 커지면서 일시적으로 증상을 느끼지 못하는 것으로 보인다.

셋째, 성장해가면서 끝까지 천식 증상을 보이는 경우로, 이는 아주 심한 천식에 해당되며, 대개 유전적인 소지가 있는 경우가 많다.

소아 천식의 약 80~90%는 4~5세 전에 첫 증상을 나타낸다. 돌 전에 천식 증상을 보이는 경우는 약 30% 정도이며, 돌 전에 이미 쌕쌕거리는 천명음이 나타난 경우는 심한 천식으로 발전할 확률이 높다.

기관지천식이 무서운 것은 무엇보다도 짧은 기간에 간단히 완치가 되지 않고 자주 반복되면서 괴로움을 주기 때문이다. 특히 어린이가 기관지천식이 있으면 더욱 괴롭다. 어른에 비해 기관지의 평활근이 적고 점액 분비가 많아서 기관지가 쉽게 좁아지기 때문이다. 또 아이들의 폐는 탄력성이 약해 천식으로 인한 호흡곤란이 더 자주 일어난다. 오장육부가 모두 연약해 증상이 급변하거나 여러 가지 합병증을 얻을 가능성도 그만큼 높기 때문에 소아 천식은 무엇보다 신속한 치료가 중요하다.

소아 알레르기 기관지천식의 명약은 두 말 할 필요도 없이 소청룡탕인데, 소청룡탕에 상백피와 행인을 넣어 쓰면 더욱 효과가 좋게 된다. 이 약은 알레르기 천식을 치료하는 기본 약으로, 심한 기침과 가래를 없애준다. 그리고 치료 후에도 호흡기를 보강하여 몸의 저항력과 면역성을 길러주며, 외부의 환경에 호흡기가 잘 적응할 수 있도록 한다.

유치원에 다니는 7살 M은 3년 전부터 매년 3~4월경이면 어김없이 나타나는 기침과 가래, 천명喘鳴 등으로 힘들어하던 아이였다. M은 100일 동안 소청룡탕을 복용한 후 연중행사처럼 생기는 기침으로부터 완전히 해방되어 지금은 건강하게 잘 자라고 있다.

평소 몸이 약해 기침과 천식이 있는 어린이는 위의 약에 녹용을 넣어 쓰면 효과가 더욱 좋다. 녹용은 어린이의 기관지나 호흡기를 보해 주는 것 외에 밥을 잘 먹게 하고, 발육도 좋게 해주며, 감기 등 각종 질병을 예방한다.

알레르기 천식 등 알레르기 질환이 있는 아이들은 외부의 맑은 공기에 자주 접촉시켜 자기 몸 스스로 저항력을 키워 호흡기를 튼튼히 해야 한다. 그리고 무엇보다 전문의에게 꾸준히 치료받는 것이 중요하다.

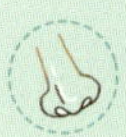 **천식에 좋은 민간요법**

• **살구씨, 호두, 생강 달인 물_** 살구씨(행인)와 호두를 같은 양으로 찧어 한 번에 8g씩 하루 3번 생강 달인 물과 함께 먹인다. 몸이 허약한 사람이나 노인의 천식에 주로 쓰이는 민간요법이다.

• **도라지_** 도라지를 가루내어 한 번에 8~12g씩 하루 2~3번 물에 달여 설탕을 알맞게 타서 먹는다. 습담으로 생긴 천식에 쓰이는 민간요법이다.

• **뽕나무껍질_** 뽕나무껍질을 쌀 씻은 물에 담가두었다가 건져 불에 말려 가루를 낸다. 한 번에 4~8g씩 하루 2~3번 미음에 타서 끼니 사이에 먹는다. 폐에 허열이 있어 가슴이 답답하고 숨이 차며 기침을 하는 데 쓴다.

• **쥐방울, 감초_** 닦은 쥐방울 80g, 감초 40g을 가루내어 고루 섞어 한 번에 8g씩 하루 2~3번 물에 달여 먹거나 가루를 더운물로 먹는다. 폐에 열이 있어서 기침이 나고 숨이 차서 앉아 있기 괴로운 천식에 쓴다. 쥐방울은 가래를 없애는 작용이 있고, 감초는 소염작용이 있다.

• **아카시아나무의 씨_** 아카시아나무의 씨를 닦아서 가루내이 한 번에 2g씩 하루 3번 끼니 뒤에 먹는다. 아카시아나무 껍질은 물에 달여 찌꺼기를 짜버리고 다시 엿처럼 졸여서 한 번에 2~3g씩 하루 3번 빈속에 먹는다. 가래가 많으면서 기침과 함께 천식이 심할 때 쓴다.

• **무씨_** 무씨(나복자)도 천식에 효과적이다. 무씨를 가루내어 한 번에 10~20g씩 하루 2~3번 설탕물 또는 꿀물로 먹는다. 숨이 차고 기침하는 데 두루 쓰인다.

- **차조기씨_** 차조기씨(자소자)를 20~40g 짓찧어 흰쌀과 함께 죽을 쑤어 먹는다. 숨차고 가슴이 답답한 데 쓴다.

- **꽃다지씨_** 꽃다지씨(정력자)를 누렇게 되도록 닦아서 가루를 낸다. 그런 다음 한 번에 4~8g씩 하루 1~2번 대추 달인 물에 타서 먹는다. 수음이 폐기를 막아 몸이 붓고 숨이 몹시 가쁜 데 쓴다.

- **겨자, 나리뿌리_** 겨자와 나리뿌리를 각각 같은 양을 가루내어 고루 섞어 졸인 꿀로 반죽해서 알약을 만들어 한 번에 2~3g씩 하루 3번 끼니 뒤에 먹는다. 천식으로 숨이 차고 기침을 하는 데 두루 쓴다.

- **뽕나무 뿌리껍질, 살구씨_** 뽕나무 뿌리껍질 16g, 살구씨 8g을 물에 달인 데다 설탕을 알맞게 타서 먹는다. 숨이 차고 기침을 하는 데 두루 쓴다. 하루 2~3번에 나누어 끼니 뒤에 먹는다.

- **천식 알약_** 도라지, 은행씨, 생치나물 뿌리와 그 밖의 몇 가지 동약재를 합해 보드랍게 가루내어 꿀에 반죽해서 만든 잿빛 또는 검은색의 둥근 알약이다. 특이한 냄새와 단맛, 쓴맛이 있다. 기관지천식, 기관지염, 감기 등으로 기침하면서 가래가 나오는 데 쓴다. 한 번에 3~5알(알약의 질량은 1g이다)씩 하루 3번 먹는다.

꾸준히 성실하게,
아토피성 피부염의 치료

아토피성 피부염을 치료하려면 단순히 피부증세만을 치료하는 게 아니라 알레르기 물질을 멀리하고 동시에 면역 기능을 강화시키는 복합적인 치료를 해야 한다.

병에도 속전속결이 있는가 하면 장기전을 요하는 질환이 있다. 장기전에 속하는 병 중 하나가 아토피성 피부염이다. 아토피성 피부염은 체질에 따라 각각 차이는 있지만 완치되기까지 계속되는 심한 가려움증에다 성격장애까지 일으키는 아주 고약하고 성가신 병이다.

아토피성 피부염은 유전적인 경향이 강한데, 태열이 있는 어린이에게 많이 나타난다. 생후 2~3개월 무렵에는 머리에서 얼굴에 걸쳐 홍반이 발생해 곧바로 전신에 퍼지며 좀처럼 낫지도 않는다. 또한 재발도 잦다. 알레르기 체질을 가진 사람들에게 주로 발생하며, 외부 자극으로 인해 인체 내에 쌓여 있던 내부 열기가 흩어지지 않고 피부로 몰리면서 만성적으로 가려움증, 진물과 같은 증세가 나타난다.

유아기에는 끈적끈적하고 눅눅한 습진이 많으나, 소아기 이후는 피부가 건조해 피부에 각질이 생기는 건조형 습진이 많이 나타난다. 유아기 때는 천식과 함께 나타나는 경우가 많고, 소아기 때도 종종 함께 나타난다. 4~10세 무렵에는 무릎 안쪽이 두꺼워져 가렵고, 이것은 이마, 목, 엉덩이 등에도 나타날 수 있다. 이런 증상을 경험한 유아의 10%는 성인이 되어서까지 증상이 지속된다.

아토피 환자를 관찰하고 있으면 심신증이나 신경증이 아닐까 의문이 생길 정도로 피부를 끊임없이 긁는 모습을 볼 수 있다. 습진이 악화되는 것이 눈에 보이는데도 무심코 손이 가서 피부가 짓무를 정도로 긁는다. 아이가 아토피성 피부염을 앓고 있다면 흔히 볼 수 있는 광경이다.

습진이 심해지면 편히 잠도 잘 수 없고, 조바심이 생기고, 표정도 어두울 뿐만 아니라 두 손으로 얼굴을 가리는 등 남의 눈을 피한다. 일반적으로 난치성 아토피는 천식과 마찬가지로 치료가 매우 까다롭다.

아토피는 5세가 넘으면 자연 면역력이 길러지면서 대개 증세가 사라지는데, 최근에는 성인이 될 때까지도 아토피성 피부염에 시달리는 사람들이 늘고 있다. 여기에는 다양한 원인이 있지만, 대표적인

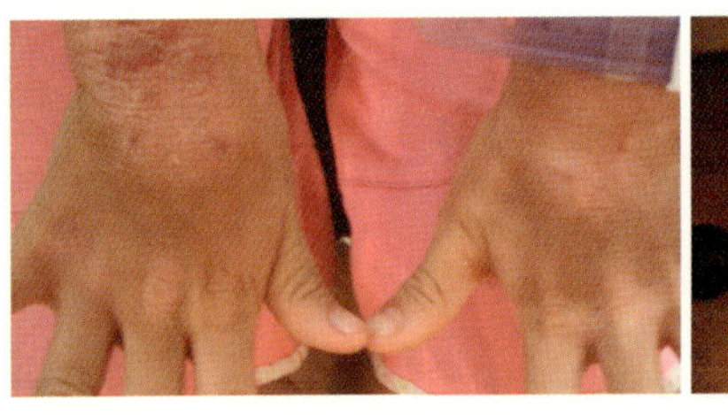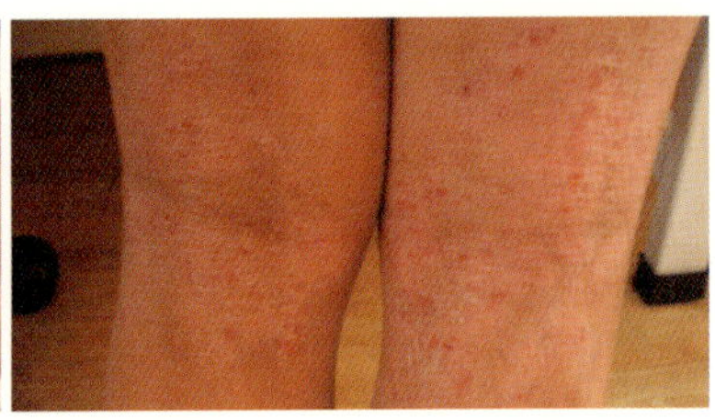

아토피성 피부염을 치료하기 위해 무엇보다 필요한 것은 인내다.

것으로 환경오염과 식생활의 변화를 들 수 있다. 아토피성 피부염 환자들은 특히 음식을 주의해야 한다. 초콜릿, 케이크, 캔주스, 콜라, 감자튀김, 고기의 지방, 패스트푸드, 땅콩, 고추, 마늘, 생강, 파, 후추, 커피 등은 아토피성 피부염에 좋지 않다. 담배와 술 같은 기호식품도 좋지 않다.

아토피성 피부염에 스테로이드 제제로 된 연고를 바르는 경우가 많은데, 이러한 처방은 당장은 효과가 있을지 몰라도 장기적으로는 오히려 증세를 악화시킨다. 아토피성 피부염을 치료하려면 단순히 피부증세만을 치료하는 게 아니라 알레르기 물질을 멀리하고 동시에 면역 기능을 강화시키는 복합적인 치료를 해야 한다.

아토피성 피부염에 좋은 식품으로는 들깻잎이 있다. 한자로는 자줏빛을 의미하는 자紫 자와 생선을 되살아나게 한다는 소蘇 자를 합쳐 자소라고 한다. 『본초강목』에는 들깨에 대해 성질이 따뜻하고 맛은

쌉쌀하며 피부병과 천식, 변비 해소에 특히 효과가 있는 약초라고 기록하고 있다. 들깻잎 추출액이 체내의 염증을 악화시키는 인자의 생산을 억제하는 작용을 하고, 항알레르기 효과를 나타낸다는 최근의 연구결과가 이를 증명한다.

가정에서 할 수 있는 보조요법으로는 칡을 이용하는 것이 있다. 칡차는 독을 없애주고 열을 풀어주는 효과가 있으므로 생칡의 즙을 내어 상시 복용하는 것이 좋다. 국화를 이용하는 방법도 있다. 국화를 그늘에서 말린 뒤 습기 없는 곳에 매달아놓고 필요할 때마다 꺼내 사용하는데, 마른 국화꽃에 꿀을 넣고 밀봉한 다음 3~4일이 지난 후 뜨거운 물에 타서 마시는 것이다.

한방에서는 침과 탕약, 목욕요법, 식이요법 등 복합적인 방법을 사용해 아토피성 피부염이 재발하지 않도록 한다. 피부증세를 완화시키기 위해서는 황금, 치자, 상백피, 황기, 사삼 등의 약재로 탕약을 지어 사용한다. 이것들은 가려움을 없애는 데 효과적이다.

여기에 목뒤의 대추혈과 종아리 안쪽의 축변혈, 엄지와 검지 사이의 합곡혈 등에 침을 놓는 치료를 병행하면 더 좋다. 이렇게 하면 피부호흡을 활성화시켜 증세를 완화시킬 뿐 아니라 장기적으로는 면역기능을 강화시켜 체질을 개선해준다.

여름이 지나고 아침저녁으로 선선한 가을바람이 불면서 날씨가 건조해지면 피부도 건조해지기 시작하고, 태열에 의한 아토피성 피부염이 있는 어린이들은 몸이 더 가렵게 된다. 알레르기성 질환을 가진 사람은 위장이 약해 자주 배가 아프고, 신경이 예민한 아이들은 팔꿈치와 무릎관절 안쪽과 목, 어깨, 등, 얼굴, 배 등에 아토피성 피부염이 보이게 된다. 한밤중에 가려워하는 경우가 많이 있고, 너무 긁어 피가 나기도 하고 딱지가 앉아 보기도 흉하게 된다.

얼마 전 병원을 찾은 7세 남자아이는 마르고 눈이 크고 눈썹이 길고 입술은 립스틱이라도 바른 것처럼 붉어 보이는 데다 입술이 터져 있었다. 혀를 관찰해보니 혀의 표면이 지도처럼 얼룩이 져 있었다. 진찰을 해보니 양측의 복직근이 긴장되어 있으며 안색이 흐리고 위장이 허약한 체질이므로 피부와 위장 양쪽이 약한 것을 감안하여 황기건중탕을 기본 처방으로 하였다. 콧물, 재채기가 있어 소청룡탕을 합방하여 3개월간 복용히자 아토피성 피부염이 완전히 나았다. 치료는 물론 식욕이 좋아져 밥을 잘 먹게 되고 성장도 빨라지게 되었다.

가족이든 환자든 너무 조바심을 내지 않고 꾸준히, 그리고 성실하게 병원 치료와 일상생활의 수칙을 잘 지켜나가는 것이 아토피 완치의 지름길이라는 것을 명심해야 한다.

닭고기 · 계란 · 우유가
알레르기 유발시켜

가을비도 촉촉이 내렸건만 환절기 피부는 목마르다. 큰 일교차와 차고 건조한 공기가 피부의 신진대사를 떨어뜨려 수분을 빼앗기 때문이다. 특히 아토피 환자들은 증세가 악화되기 쉬운 때이므로 세심한 주의가 필요하다.

특히 12세 이후에도 지속되는 아토피피부염은 보통 성인형으로 취급하므로 더욱 주의해야 한다. 성인형 아토피는 12세 미만의 어린이들과 달리 천식과 알레르기성 비염을 동반하는 게 특징이다. 성인형 아토피 환자의 경우 각화된 피부의 건조가 더 심해지고 미관상으로도 보기 흉하기 때문에 스트레스가 한층 크다. 아토피의 원인 물질을 찾는 것이 무엇보다 시급하다.

먼저 음식 알레르겐으로는 닭고기, 돼지고기, 계란, 땅콩, 우유 등을 들 수 있는데 요즘에는 인스턴트 음식도 주요 알레르겐이 되고 있다.

환경 알레르겐으로는 먼지, 집먼지진드기, 동물의 털, 꽃가루 등을 꼽을 수 있다. 또 화학물질, 비누, 양모, 실크, 태양열도 알레르겐으로 작용한다.

심리적 알레르겐에 속하는 정서불안, 스트레스, 조급한 마음 등도 성인형 아토피피부염을 악화시키는 한 요인이 되고 있다.

중성 · 약산성 비누 조금만 사용
미지근한 물로 짧게 샤워해야

아토피피부염이 심한 환자들은 약물요법 외에 여러 가지 방법을 시도하게 된다. 이를테면 '목욕요법' 같은 것으로 미지근한 물에 짧은 시간 동안 샤워를 한다. 이 때 강한 산성 비누를 사용하면 피부염이 더 악화되므로 중성 또는 약산성 비누를 조금만 사용하는 것이 좋다. 아토피가 심한 어린이라면 비누를 사용하지 않아도 괜찮다.

온천욕도 때로는 도움이 되지만 신중을 기해야 한다. 온천수는 대체로 알칼리 온천수가 무난하다. 두꺼운 각질이 부드

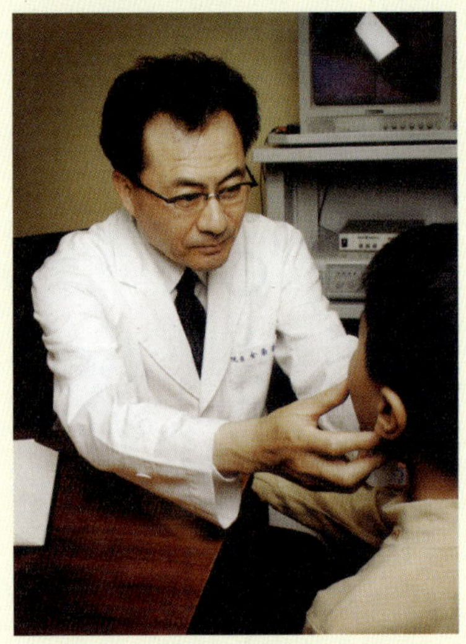

부가 더 건조해질 수 있으므로 유의해야 한다.

산성온천은 목욕할 당시에는 시원하게 느껴질 수 있으나 지나친 자극으로 인해 나중에는 오히려 피부염이 심해지는 경향이 있다. 따라서 온천욕을 시작할 때는 반드시 의사와 상의하고 전문가의 도움을 받아야 한다.

한방에서는 아토피 피부염을 풍(風), 습(濕), 열(熱)로 피부가 침범당하거나 각 장부의 기(氣), 혈(血), 진액이 부족하기도 하고 쌓여 있기도 해서 발병하는 것으로 본다. 치료는 이러한 여분을 제거해서 부족한 것을 보완하고, 쌓인 것은 잘 순환시키는 것을 원칙으로 시행한다.

러워지면서 한결 매끈해지는 것을 느낄 수 있다. 그러나 너무 오랜 시간 하면 피

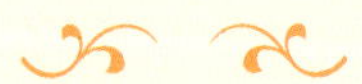

가을철 불청객 알레르기성 결막염
비비지 말고 냉찜질이나 찬물 세안
감국 · 결명자차, 가려움 · 충혈 막아

알레르기성 결막염은 눈의 결막이 간지럽거나 충혈되고 간혹 결막에 물집이 생겨 아주 심하게 부풀어 오르기도 한다. 그러나 이때 손으로 눈을 비비거나 더러워진 손수건으로 닦을 경우 증상은 더 악화될 수 있으니 주의가 필요하다.

주부 이모 씨(37)는 가을 환절기만 되면 종일 눈을 비비느라 정신없는 아이 때문에 걱정으로 밤을 지새운다. 보통 알레르기성 결막염은 꽃가루와 황사 등이 기승을 부리는 3~4월이나 9~10월이 되면 눈을 감싸는 결막에 염증이 생기면서 많이 발생한다. 애완동물의 털, 먼지와 세균, 장마철 눅눅해진 침구 등에 서식하는 집먼지진드기, 곰팡이 등 여러 가지 원인에 의해서도 발생한다.

최근에는 봄철 황사로 인한 알레르기성 결막염 환자가 가을, 겨울에도 많이 발생하면서 병원을 찾는 환자가 급증하고 있다. 황사에는 중금속과 먼지, 세균 등 각종 유해물질이 포함되어 있어 건조한 황사바람으로 인한 안구질환이 많이 발생한다. 특히 안구건조증 환자나 알레르기 체질인 경우 정상인보다 황사에 의한 결막염에 걸릴 가능성은 더 높다.

알레르기성 결막염은 알레르기 유발물질이 몸속 비만세포를 자극해 히스타민이라는 물질을 활성화시키고, 이에 각막과 결막이 자극을 받아 눈에 알레르기 반응이 나타나는 질환이다. 알레르기성 비염, 천식, 피부염 등을 동반하기도 하는데, 알레르기 체질의 환자인 경우 알레르기를 유발할 수 있는 물질들이 콧물, 재채기, 코막힘 등의 코 알레르기 증상을 나타낸다.

그리고 입호흡을 하면서 목안으로 들어와 알레르기 천식을 일으켜 기침과 가래, 숨이 막힐 듯한 호흡곤란을 일으키며, 피부를 자극하면서 알레르기 피부염인 두드러기를 일으켜 피부 염증을 유발해 증상이 더욱 악화될 수 있다.

알레르기성 결막염은 눈이나 눈꺼풀의

가려움증, 결막의 충혈, 눈의 화끈거림을 동반한 전반적인 통증, 눈부심, 눈물 흘림과 같은 증상을 주로 호소한다.

특히 알레르기 결막염의 가장 특징적인 증상은 가려움증으로, 환자들은 눈을 자주 비비게 된다. 그러나 눈을 비비게 되면 일시적으로 가려움증이 해소되는 듯하나 도리어 증상이 심해지고, 이차적으로 심한 부종을 유발할 수 있으므로 피해야 한다.

또한 눈을 문지르게 되면 알레르기 항원이 손에서 눈으로 직접 전달되어 결막염을 더욱 악화시킬 수 있다. 그러므로 눈이 붓거나 가려움증이 심한 경우에는 냉장고의 얼음을 얇은 수건에 싸서 눈에 냉찜질을 하거나 찬물로 눈 주위를 씻어주면 효과적이다.

그러나 무엇보다 알레르기는 원인을 제거하거나 체질이 보강되지 않는 한 계속적으로 발병하기 쉽다. 따라서 한방에서는 알레르기성 결막염을 단순히 눈의 문제가 아닌 몸의 전체적인 불균형의 문제로 인식한다. 알레르기 질환이나 자가면역질환 등은 인체 내 면역체계의 이상으로 생기는 병이므로 간과 폐의 풍열을 제거하고, 약물치료와 함께 알레르기가 되는 원인 물질을 제거해준다면 좋은 효과를 기대할 수 있다.

단방약에는 감국과 결명자가 좋은데 감국은 작은 국화꽃이 활짝 피기 전 꽃 몽우리를 말하는 것으로 음지에서 말려 놓았다가 차로 마시면 눈의 충혈과 가려움증을 없애준다. 또한 결명자차는 일명 하부차라고도 하여 눈이 피곤하고 눈에 열감이 있고 빨갛게 되는 때에 복용하면 눈이 편해진다. 한방에는 점안약은 없지만 감초차와 꽃봉오리를 달인 액체에 물을 섞어 옅게 한 뒤 눈을 씻으면 효과가 좋다.

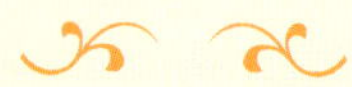

에~취… 콧물 줄~줄… 알레르기성 비염
"가을이 미워"

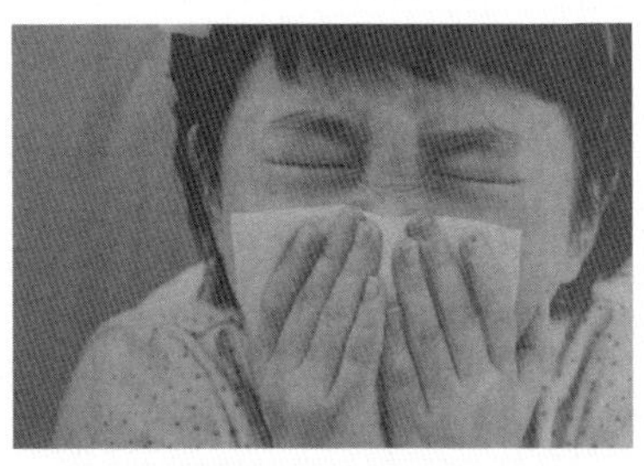

결실의 계절 가을이 반갑지만은 않은 사람들이 있다. 알레르기성 비염 환자들이다.

아침저녁으로 찬바람이 불고 일교차가 커지면 알레르기성 비염 환자들은 쉴 새 없이 나오는 재채기와 콧물로 고생한다. 차고 건조한 날씨가 예민한 알레르기성 비염 환자의 코 점막 신경세포를 자극해 분비물질을 늘리고 재채기를 유발하기 때문이다.

감기약을 먹으면 증상이 일시적으로 좋아지므로 감기로 오인하는 경우도 있지만 자세히 살펴보면 확연히 구별할 수 있다. 알레르기성 비염은 발작적으로 콧속이 가렵고 숨이 답답하며 눈물이 나고 머리가 아프다.

눈 주위를 눌러보면 아프기도 하다. 감기는 대부분 길어야 일주일이면 낫지만, 알레르기성 비염은 몇 달이나 몇 년씩 콧물이나 코막힘, 재채기 증상이 계속된다. 초등학교 학생의 3분의 1 정도가 알레르기성 비염으로 고생할 정도로 어린이 환자가 많다.

■ 찬 공기 · 집먼지진드기 등이 원인

알레르기성 비염은 끈적끈적하고 노란 콧물이 흐르는 축농증과 달리 맑은 콧물이 끊임없이 나오는 것이 특징이다. 이를 유발하는 원인물질로는 찬 공기뿐 아니라 집먼지진드기, 꽃가루, 고양이나 개의 털, 약물 등을 꼽을 수 있다.

따라서 먼지가 쌓이기 쉬운 카펫이나 소파를 치우고 주변 환경을 청결히 유지하도록 노력해야 한다. 또 베개나 침구류를 뜨거운 물로 정기적으로 세탁하고 실내 온도와 습도를 조절해 진드기가 번식하지 못하도록 하는 것도 중요하다.

가을철에는 꽃가루가 날리지 않는다고 생각하기 쉬운데 그렇지 않다. 가을에도 돼지풀, 쑥 등 잡초의 꽃가루가 날리므로 외출할 때는 안경이나 마스크를 쓰는 것이 좋다.

여성의 경우 화장품이나 향수 등에 대한 과민반응도 알레르기성 비염의 원인 가운데 하나로 지적된다. 우유, 달걀, 생선, 어패류, 콩류 등 체질에 맞지 않는 음식을 먹어도 알레르기성 비염이 생길 수 있다.

한방에서는 알레르기성 비염을 폐의 기운이 허하고 냉한 데서 비롯되고, 코는 간 심장 비장 폐 콩팥 등 오장 기능과 밀접한 관련이 있다고 보며, 따라서 콧병은 내장 기능에 이상이 생겨 발병하거나 체질적인 이유로 저항력과 면역력이 약해실 때 발병된다고 본다.

■ 음식요법 등 자연요법이 예방에 좋아
아쉽게도 아직까지 알레르기성 비염을 한 번에 완치하는 방법은 없다. 따라서 가장 좋은 치료법은 이 질환을 유발하는 물질을 철저히 차단하는 길밖에 없다. 담요나 양탄자에 기생하는 집먼지를 제거하고 찬 공기나 급격한 온도 변화, 담배 연기, 방향제, 스프레이 등을 피하는

것이 좋다.

만약 증세가 심해 병원 치료가 불가피하면 환경 개선과 함께 약물요법을 실시한다. 치료약으로는 졸리지 않는 항히스타민제와 코에 뿌리는 국소용 스테로이드를 사용하면 증세가 호전된다.

집에서는 식염수를 코에 뿌려도 일시적으로 효과가 있다. 코막힘이 심하면 레이저 수술을 시행하기도 한다. 통증과 출혈이 적고 회복이 빠르다는 게 장점이다. 최근 코블레이터를 이용한 코막힘 제거수술이 인기다. 코블레이터란 저온의 고주파를 이용한 수술기구로, 예민해진 콧속 점막을 지져 굳은살로 만드는 수술법이다.

한방에서는 전기침과 레이저, 향기요법, 바이콤 등 물리요법과 소청룡탕 등을 이용한 약물요법으로 치료한다.

알레르기성 비염은 완치가 힘든 만큼 예방에 만전을 기해야 한다. 만약에 단풍놀이나 가족 나들이, 등산 등 야외에서 시간을 보낼 경우 피부가 바람과 항원물질에 노출되지 않도록 옷을 단단히 챙겨 입고 마스크나 장갑, 모자를 착용하는 것이 도움이 된다.

외출한 뒤 집에 돌아오면 바로 세수나 샤워를 하는 것이 좋지만 죽염이나 소금

물로 씻으면 자극을 받아 오히려 해로울 수 있다.

알레르기성 비염을 예방하려면 무엇보다 비린 생선과 술, 자극적인 음식, 방부제가 많이 들어간 가공식품을 피하고, 아침저녁 찬 공기에 노출되지 않도록 주의하는 것이 중요하다. 아로마 오일인 유칼립투스를 베개 밑에 놓고 자는 동안 흡입하면 코막힘 해소와 숙면을 취하는 데 도움이 된다.

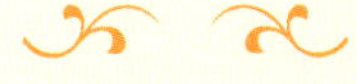

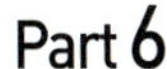
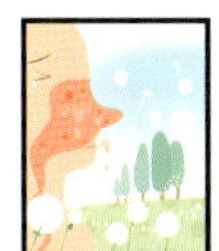

Part 6

Cure

막힌 코, 확 뚫는 방법 있다

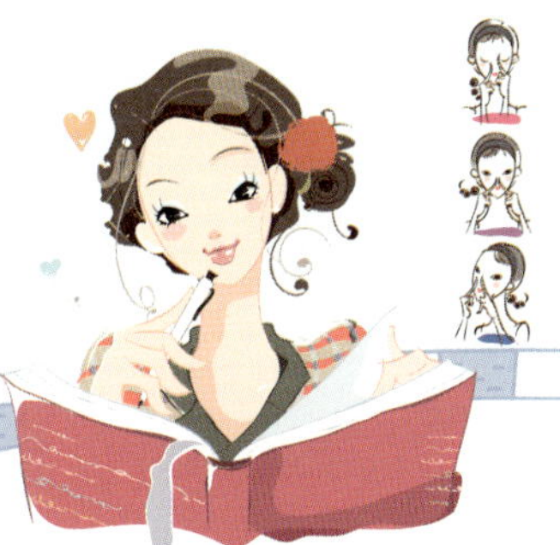

항원, 일단 피하고 보자

항원회피요법은 항원에 노출되는 기회를 줄여 증상을 완화하고 약물
사용량을 줄이는 장점이 있고, 무엇보다도 근본적인 예방대책이므로
꼭 실행하는 것이 좋다.

알레르기 비염을 일으키는 원인물질을 피하는 것도 하나의 방법
일 수 있다. 이를 항원회피요법이라고도 부르는데, 알레르기를 일으
키는 자극물질에 노출되지 않도록 조심하는 것이다. 치료법이라기보
다는 예방 차원이라고 할 수 있다.

물론 일상생활에서 이를 적절히 실행하기란 쉽지 않지만, 항원회
피요법은 항원에 노출되는 기회를 줄여 증상을 완화하고 약물 사용
량을 줄이는 장점이 있고, 무엇보다도 근본적인 예방대책이므로 꼭
실행하는 것이 좋다.

알레르기 비염의 주요 원인물질인 집먼지진드기를 완전히 없애는 것은 불가능하지만 노출 정도는 많이 줄일 수 있다. 집먼지진드기는 주로 침실에 서식한다. 따라서 침실 청소에 각별한 신경을 쓰고, 아이에게 알레르기 비염이 있다면 비용을 아끼지 말고 청소 전문 용역 회사에 의뢰해 소독을 하는 것이 좋다.

집먼지진드기는 주로 집안에 있는 먼지 속에서 발견된다. 크기는 0.2~0.4mm로, 배설물과 몸 자체가 알레르기를 일으키는 항원이다. 사람이나 동물의 피부에서 떨어지는 때나 비듬을 먹고 사는데, 박멸이 불가능하기 때문에 치료를 위해서는 집안을 깨끗하게 유지하는 것이 최선책이다. 집먼지 1g 중에는 보통 진드기가 1,000마리 정도 있는데, 청소를 자주 하면 거의 없어진다. 하루 두 번씩 청소하는 것이 바람직하며, 특히 벽 쪽의 틈새에 있는 먼지를 잘 빨아내야 한다.

집먼지진드기는 뜨거운 물을 싫어하므로 침구류, 피복류, 가구류는 온수로 반복 세탁해도 지장이 없는 것을 고르고, 플라스틱 칩을 사용한 베개나 인공면을 사용한 이부자리도 좋다. 가구도 청소하기 쉽게 단순하게 배치하면 편리하다. 가능하면 매일 햇볕에 쬐고 건조시켜 진드기를 죽이고 거둬들일 때에는 청소기로 정성스럽게 먼지를 빨아들이자. 집먼지진드기를 없애는 것은 알레르기 비염 치료의 첫 번째 과제임을 명심해야 한다.

담배연기도 매우 해롭다. 아이들은 신체의 모든 장기가 여리기 때문에 작은 자극에도 쉽게 탈이 날 수 있다. 하물며 성인에게도 해로운 담배연기가 아이의 체내에 침투하면 건강한 아이도 질병이 생길 수 있다.

알레르기 비염은 비강 점막의 만성적인 염증이므로 장기적인 치료와 관리가 필요하다. 규칙적인 생활 리듬을 유지하는 것도 중요하다. 천식이 없다면 아침 일찍 근처를 산보하거나 간단한 맨손체조를 하는 것도 도움이 된다. 따뜻한 목욕이나 샤워를 자주 하여 혈액 순환을 좋게 하고 몸을 따뜻하게 유지하는 것이 바람직하다. 급격한 온도변화는 가급적 피하고, 실내온도는 10~15도, 습도는 50~55% 정도를 유지하는 것이 이상적이다.

차와 민간요법은 든든한 아군

차는 마시기도 하지만 머리가 무겁고 불면증이 있는 사람은 베개 속에 찻잎을 넣는 것도 좋다. 마시고 남은 찻잎을 말렸다가 베개 속에 넣으면 된다.

따스한 차 한 잔을 손에 쥐고 있노라면 몸의 긴장이 풀리고 복잡한 일상이 잠시 평온해진다. 찻물의 뜨거운 김은 얼굴, 특히 코의 긴장을 풀어 갑갑했던 코가 풀리기도 한다.

차는 마시기도 하지만 머리가 무겁고 불면증이 있는 사람은 베개 속에 찻잎을 넣는 것도 좋다. 마시고 남은 찻잎을 말렸다가 베개 속에 넣으면 된다. 값이 싼 찻잎을 구해 우려 마시지 않고 그대로 만들면 효과가 더 좋다. 차로만 만들면 가루가 날려 좋지 않으므로 메밀이나 왕겨를 반반씩 섞으면 좋다. 속주머니를 만들어 차를 먼저 넣고 겉주머니에 메밀이나 왕겨를 채우면 된다.

평소 머리가 무거운 사람이라면 차 베개를 추천할 만하다. 차 베개를 이용하면 머리가 맑아지고 은은한 차 향기가 편안하고 깊은 잠을 잘 수 있도록 해준다. 계절에 따라 제철에 나오는 국화잎이나 아카시아잎 등 그 시기에 맞는 꽃잎을 말려 함께 넣으면 향기와 효능이 더 좋아진다. 머리를 많이 쓰는 일을 하거나 수면이 부족한 수험생에게는 약침이 될 수 있다.

차 베개는 신생아에게도 좋다. 조선시대에 쓰인 『규합총서』에는 머리를 차게 하면 아이가 잘 자란다고 했다. 아이에게 차 베개를 사용하게 하면 차의 찬 성분이 태열을 식혀주며 땀을 많이 흘려 목덜미에 생기는 습진 예방에도 좋다.

차 베개는 햇볕에 자주 말려야 하며, 1년에 한 번씩 속을 갈아주어야 한다.

피부가 짓무르거나 태열이 있는 신생아들에게는 차 목욕도 효과적이다. 차를 우려낸 물로 목욕을 시키면 물에 있을 수 있는 중금속으로부터 피부를 보호하고 기저귀 때문에 생기는 습진도 없어지며, 태열도 가라앉는다. 차에 들어 있는 사포닌 성분이나 기름기 또는 냄새를 없애주는 수렴 성분 덕분이다.

차 목욕을 시킬 때는 신생아가 잠길 정도의 목욕물을 받아 녹차

3티스푼을 다관에 우려낸 것을 목욕물에 섞는다. 봉지 차 3개를 목욕물에 그대로 담아 써도 되고, 베주머니에 찻잎을 넣어 목욕물에 담근 채로 목욕을 해도 된다.

알레르기에 좋은 차를 소개해본다.

Check^1 생활 속 녹차가 알레르기를 억제한다

일본의 스기야먀 기요시 교수는 쥐를 이용한 실험에서 차의 카테킨이 알레르기를 경감시킨다는 사실을 밝혀냈다. 하루에 차를 10잔 정도 마시면 알레르기가 50%가량 경감되며, 이는 현재 알레르기 치료에 널리 쓰이는 트라닐라스트와 거의 같은 수준이다. 차의 효과는 지속시간이 3~6시간이므로 알레르기를 억제할 목적이라면 3시간에 1번 정도 녹차를 마시는 것이 좋다.

감기를 동반하는 비염에 재채기로 시작하는 초기 증세가 나타나면 녹차를 진하고 뜨겁게 우려 꿀을 타서 한 컵 마신다. 그러면 부었던 목이 가라앉고 목소리가 풀린다.

비염으로 고생하는 환자들이라면 죽염 녹차를 가까이하는 것도 도움이 된다. 비염은 주로 건조한 저녁에 증세가 나타난다. 잠자리에 들기 전 차 6g에 물 1컵을 붓고 3분간 끓인다. 차 한 잔 분량에 죽염 2티스푼 정도를 넣는 것이 알맞다. 이것을 미지근할 정도로 식혀 이물로 콧속을 씻는다. 두세 차례 반복하면 코가 한결 편안해진다. 콧속을 소독한 다음 탈지면에 찻물을 적셔 콧구멍에 넣어두어도 효과가 있다.

찻물의 뜨거운 김을 이용하기도 한다. 차를 진하고 뜨겁게 끓여 그 김을 코로 들이마시면 막혔던 코가 시원해진다. 축농증 증세로 코막힌 소리가 나면 죽염 녹차를 적당히 식혀 한쪽 코를 막고 들이마셨다가 다시 흘려 내보낸다. 2~3회에 걸쳐 양쪽을 번갈아 하다 보면 갑갑했던 코가 풀리고 콧물도 멈춘다.

Check² 갈근차와 국화차를 애용하자

갈근은 칡을 말한다. 예로부터 갈근은 독을 없애고 열을 풀어주는 약으로 써왔다. 물 1,000cc에 칡뿌리 말린 것 40g을 넣고 30분가량 끓여서 마시면 알레르기에 좋다.

국화차도 코 알레르기나 축농증의 코막힘에 효과가 있다. 국화는 그늘에서 잘 말려 습기가 없는 곳에 매달아 놓고 차 원료로 쓰는데, 마른 국화꽃을 꿀에 버무려 밀봉한 다음 잘 보관하면 차로 마시기 쉽다. 국화잎을 물 1,000cc에 20g 정도 끓여 하루에 두세 번 마시면 독특한 향미를 느낄 수 있다.

Check³ 콧병에는 목련 꽃봉오리차

소청룡탕에 신이를 더하면 효과가 더욱 좋아진다. 신이란 백목련의 꽃봉오리를 말하는데, 한방에서는 신이화辛夷花라고 한다. 이른 봄에 피기에 영춘화라고도 하고, 꽃망울이 붓끝과 비슷하다고 목필이라고도 한다. 약간 매운 맛을 지니고 있어 신이화라 하는데, 이 매운 기운은 밖으로 퍼지는 성질이 있어 코가 막혀 머리가 멍멍한 것을 없애고 코를 시원하게 해준다.

신이화는 콧병에 특히 효과적이어서 예로부터 콧병에 목련 꽃망울을 쓰지 않으면 효과가 없는 약이라고 했다. 신이화는 그대로 말려 쓰기도 하지만 빻아서 쓰면 약효가 더 잘 우러난다.

목련 꽃봉오리를 말려뒀다가 차로 마시면 축농증과 만성 비염에 좋다. 꽃봉오리가 맺는 시기를 지나 꽃이 핀 것을 약으로 쓰면 고혈압 예방에도 효과가 있다. 말린 신이화를 끓여 그 즙을 콧속에 떨어뜨리면 알레르기성 비염이나 축농증 증세가 호전되고 코막힘이 해소된다.

신이화의 맛은 시고 성질은 평온하며 폐로 약효가 들어간다. 임상용으로는 부비강염의 코막힘, 누런 콧물에 효과가 있다. 신이화를 단방으로 달여 신이화 차를 만들어 먹어도 코막힘 해소에 도움이 된다.

Check⁴ 영지버섯

 사상의학에서 볼 때 코 알레르기 환자가 제일 많은 체질은 태음인이다. 태음인은 폐가 허약하고 수독이 차기 쉬운 체질이기에 음식이나 약을 먹을 때도 유의해야 한다. 태음인은 먹는 양에 비해 소모하는 양이 적어 살이 찌기 쉽기 때문에 고칼로리의 음식을 피하고 운동을 많이 해야 한다. 그리고 열이 있거나 수독이 있을 때는 영지버섯을 달여 먹는 것이 좋다.

 영지버섯은 히스타민을 억제하는 효능이 있어 알레르기나 기관지 천식을 완화시키기도 한다. 따라서 호흡이 곤란하거나 기침이 심할 때는 영지 12g에 물 한 대접을 넣고 달여 마시면 좋다. 물이 어느 정도 졸아들면 하루에 2번 정도 나눠 마신다.

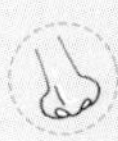 **축농증에 좋은 민간요법**

- **도꼬마리 열매_** 보드랍게 가루낸 것을 95% 알코올에 12일 동안 담구어 가라 앉힌 것을 햇볕에 말려 꿀로 반죽한다. 이것을 0.5g 정도의 알약으로 만들 어 한 번에 두 알씩 하루 세 번 2주일 동안 먹는다. 코 안의 염증을 가라앉 히는 작용을 하여 만성 비후성 비염에 효과가 있다.

- **현삼_** 신선한 것을 짓찧어 즙을 내어 코 안에 바르거나 햇볕에 말려 가루낸 것을 코 안에 뿌려준다. 염증을 가라앉히는 작용이 있어 비염, 인후두염, 구내 염, 상기도염 등에 널리 쓰인다.

- **모란 뿌리껍질_** 한 번에 5~6g을 물에 달여 하루에 한 번씩 열흘 동안 자기 전에 먹으면 알레르기성 비염에 효과가 있다.

- **석창포, 쥐엄나무가시_** 석창포와 쥐엄나무가시를 각각 같은 양을 가루내어 천에 4g 정도 싸서 콧구멍 안에 넣고 40분~1시간 정도 반듯하게 누워 있으 면 막힌 코가 뚫린다.

- **무_** 맵지 않은 무를 갈아 즙을 낸 다음 성냥개비 끝에 약솜을 감아 즙을 적 셔 하루에 두세 번 코 안에 바르면 막혔던 코가 뚫린다.

- **배시럽 연근즙_** 담이 나오는 기침에는 배즙에 연근즙을 섞어 먹으면 기침으 로 인한 불안정을 다소 회복할 수 있다. 연근즙 대신 생강즙을 섞어 먹어도 좋다. 소화력이 약한 사람은 배를 먹으면 설사를 일으키기도 하므로 많이 먹 지 않도록 한다.

- **수세미즙_** 가을에 잘 익은 수세미를 골라 즙을 내고 얼음설탕과 함께 달여 마시면 가래가 진정되고 천식에 효과가 좋다. 수세미를 구하지 못했을 경우 에는 오이를 강판에 갈아 즙을 마신다. 3개 정도 즙을 내 마시면 효과를 볼

수 있다.

- **기름에 절인 은행_** 가을에 신선한 은행을 골라 껍질을 벗기고 유리나 사기그릇에 담아 콩기름 또는 식물성 기름을 부은 다음 뚜껑이나 랩으로 밀폐해 3개월 정도 저장해 두었다가 아침과 저녁에 한 알씩 먹는다. 기름에 튀긴 것이나 삶아서 익힌 것, 불에 구운 것 등을 매일 꾸준히 먹으면 가래를 가라앉힐 수 있다. 단, 날것은 먹지 않도록 한다.
- **검은콩 삶은물_** 검은콩 2큰술을 냄비에 넣고 물 3컵을 부어 오랫동안 뭉근하게 달여 진하게 마시면 기침이 멎는다. 흑설탕을 조금 넣어서 끓이면 독특한 냄새가 없어진다.
- **간장에 삶은 머위_** 잎과 줄기를 잘게 썰어 묽은 간장에 삶아 먹는다. 고기 음식에 섞어 먹으면 무리 없이 먹을 수 있다. 매일매일 머위를 반찬으로 조리해서 꾸준히 먹으면 발작 증세가 가라앉게 되고 체질도 개선된다.

후각에는 **아로마테라피가** 제격

향기요법은 자연요법의 영역에 속하며, 침술이나 본초학, 동종요법 등과 기본적 원리가 같기 때문에 80여 년이 지난 지금도 의사나 학자들 사이에서 신뢰할 수 있는 자연요법으로 거론되고 있다.

인간의 후각은 신체의 어느 감각기보다 예민하다. 따라서 세포의 반응속도가 상당히 빠르며 인체에 미치는 효과 또한 크다. 향긋한 음식 냄새는 식욕을 자극해 입안에 침이 고이게 하고, 특정 냄새는 과거를 떠올리게 하는 매개체가 된다. 이는 향기 입자가 후각을 자극해 곧바로 뇌로 전달되어 기억력이나 감정 상태를 조절하는 대뇌 변연계에 영향을 미치기 때문이다.

이러한 후각신경의 반응에 기초한 것이 바로 향기요법이다. 빠르게 인식하고 신속하게 반응하는 후각을 이용해 병을 치료한다는 발상은 이전부터 중국, 인도, 이집트 등지에서도 거론되어 왔고 의학서에서도 자주 찾아볼 수 있다.

중국에서는 예로부터 보편화되어 있어 『산해경』, 『중장경』 등 많은 의학서에 기술될 정도였다. 말린 약초를 주머니에 넣어 목에 걸고 다니거나 향초를 끓여 냄새를 맡는 방법, 목욕물에 넣어 피부를 통해 흡수하는 등의 방법이 사용됐다. 이집트인은 삼목나무 오일을 전통 의식이나 향수로 사용해왔다.

향기요법은 향이 있는 식물에서 호르몬 성분인 정유精油를 뽑아내 흡입, 마사지, 목욕 등의 방법을 통해 각종 정신적·육체적 질병을 치료하고 건강을 증진시키는 자연요법으로, '아로마테라피'란 말은 20세기 초에 프랑스 화학자인 르네가 붙인 것이다. 향기요법은 자연 요법의 영역에 속하며, 침술이나 본초학, 동종요법 등과 기본적 원리가 같기 때문에 80여 년이 지난 지금도 의사나 학자들 사이에서 신뢰할 수 있는 자연요법으로 거론되고 있다.

향유라고도 불리는 정유는 효과적인 항균제이며 사람의 기분을 좋게 만드는 효과가 있다. 사실 기분을 좋게 만드는 것만으로도 엄청난 치료 효과를 누릴 수 있다. 많은 질병들이 어느 정도는 스트레스와 관련이 있기 때문이다. 그러다 보니 향유는 마음의 병을 다스리는 효과가 뛰어나다. 근심, 신경과민, 긴장, 우울증, 히스테리 등에는 라벤더나 일랑일랑, 베르가모트, 장미, 박하 등에서 뽑아낸 정유가 널리 사용된다.

향기요법은 향가루를 가루 주머니에 넣고 옷 속에 지니고 다니거나 침대나 베개에 넣어두는 방법, 고약으로 만들어 붙이는 방법, 비누처럼 만들어 목욕할 때마다 사용하는 방법, 약물을 코에 흡입하는 방법 등 다양하게 활용이 가능하다.

향이 있는 식물, 즉 허브는 푸른 풀을 의미하는 라틴어에서 유래한 것으로, 병을 치료하는 약초이면서 동시에 향수나 식품, 화장품, 비누 등에 향을 첨가하는 용도로도 쓰인다. 요리를 할 때도 자주 쓰인다. 허브 중에는 호흡기 질환에 효과적인 것들도 많다. 대표적인 것이 유칼립투스, 시더우드, 파인, 라벤더 등이다. 이것들은 알레르기성 비염을 포함한 알레르기 호흡기 질병에 주로 쓰인다.

알레르기성 비염 환자인 경우 목욕을 하거나 스팀 팩을 이용해 치료하면 효과가 좋다. 허브 스티머를 이용한 요법은 아로마 오일을 이용한 훈증법과 흡사하다.

우선 말린 라벤더나 카보마일을 한 수저씩 준비한다. 큰 유리병 같은 것에 물을 1ℓ 정도 붓고 앞서 말한 재료를 넣고 끓기 직전까지 가열한 다음 세면기에 끓인 허브의 농축액을 붓는다. 그리고 적당히

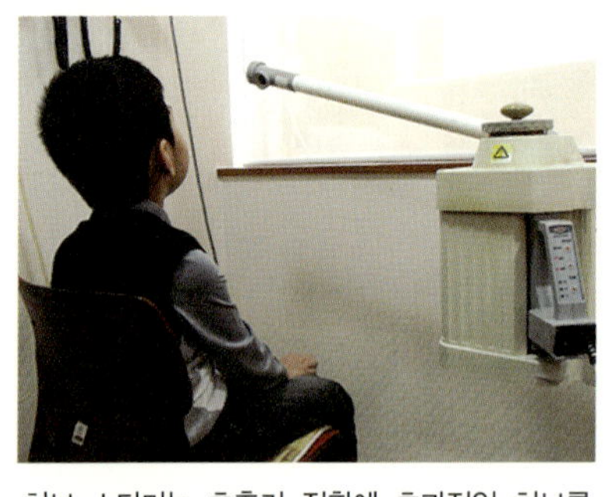
허브 스티머는 호흡기 질환에 효과적인 허브를 이용한 훈증법이다.

더운물을 붓는다. 얼굴은 미리 씻고 준비한 세면기에 얼굴을 대고 뜨거운 증기를 10여 분간 쐰다. 이때 김이 옆으로 새나가지 않도록 타월로 감싸면 효과적이다. 코 알레르기가 심하거나 비염이 있을 때는 말린 유칼립투스나 시더우드, 라벤더 등의 허브를 이용해 코의 양 날개 주변에 집중적으로 증기를 쐰다.

유칼립투스 2~3 방울에 박하유 1~2 방울을 섞어 김이 나는 뜨거운 물에 넣고 머리를 수건으로 덮은 다음 눈을 감고 5분 동안 코로 깊이 숨을 들이쉬면 콧속에 따뜻한 증기가 들어오면서 마찬가지로 효과가 있다. 유칼립투스 한 방울에 티트리 한 방울을 더해 스포이드로 콧속에 넣거나 면봉에 묻혀 코 점막에 바르는 방법도 있다.

꽃을 이용해 알레르기성 비염을 치료하기도 하는데 덴파레나 미나리, 블루스프레이, 단발고사리를 이용하기도 한다. 이것들은 몸이 피곤할 때 발생하기 쉬운 알레르기성 비염에 좋다.

알레르기성 비염의 치료 및 증상의 완화와 예방에 유칼립투스, 파인, 페퍼민트를 1:1:1로 식염수에 희석해 코에 뿌리는 방법도 있다.

축농증의 두통과 기억력 감퇴, 코의 불쾌감, 집중력이 떨어지는 증상
에도 코에 뿌리거나 냄새를 맡으면 좋다.

향기요법에 쓰이는 가장 대표적인 식물로 유칼립투스를 꼽을 수
있다. 오스트레일리아가 원산지인 이 나무는 46m까지 자라는 것도
있다고 한다.

유칼립투스의 오일을 세상에 알린 사람은 독일의 식물학자이자
탐험가인 바론 페러디난드 폰 뮐러다. '푸른 고무나무'로도 불리는
유칼립투스는 오스트레일리아에서 오랫동안 민간치료제로 이용되었
다. 19세기 후반에는 유칼립투스 오일이 만병통치약으로 통할 정도
였다. 실제로 유칼립투스는 감기, 발열, 류머티즘, 이질, 비염, 신경
통, 근육통 등에 널리 사용됐다.

유칼립투스 오일은 향료로는 많이 사용되지 않지만 흡입제와 가
슴 마사지용으로는 좋은 평을 얻고 있다. 시원하고 톡 쏘는 향이 있
으며 부드럽고 맛은 약간 쓰다. 박하유를 함유하고 있지 않은데도 혀
에서는 박하유처럼 차갑게 느껴진다.

유칼립투스는 뛰어난 살균제이자 거담제, 진경제로서 호흡기 질
환에 좋다. 특히 알레르기성 비염, 축농증, 천식 등 알레르기성 호흡
기 질환에 효능이 있다. 대부분의 인후염에 매우 좋으며, 가래 등 점

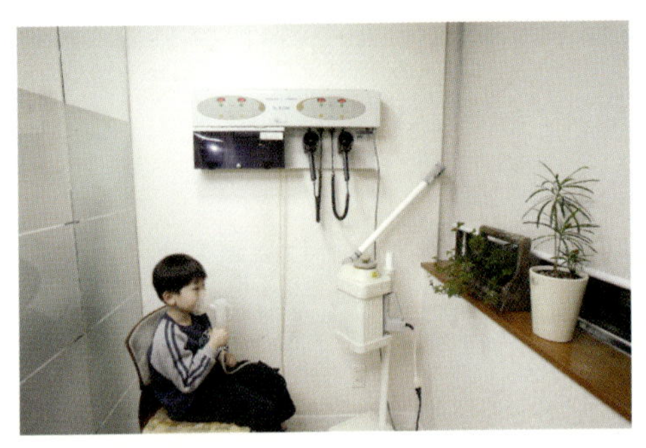
아이가 네블라이저를 이용한 치료를 받고 있다.

액성 객담의 유출에 효과가 있어 소청룡탕에 유칼립투스를 이용한 향기 치료를 병행하면 효과가 더욱 좋아진다. 유칼립투스에 로즈메리, 몰약, 페퍼민트 등을 섞어 만든 비염 향기 치료제는 재채기, 콧물, 코막힘에도 효과가 뛰어나다.

유칼립투스 오일을 물에 1:10으로 희석시켜 네블라이저를 통해 코로 흡입하게 하면 알레르기성 비염으로 인한 콧물과 코막힘에 탁월한 효과가 있다. 두통과 집중력 저하, 기억력 감퇴 등의 증상도 개선시켜준다. 네블라이저가 없을 때는 티슈나 솜에 오일을 두 방울 정도 떨어뜨려 코에 대면 같은 효과를 낼 수 있다.

지압과 비강세척 활용하기

인체의 경혈을 질병에 맞게 지압하다 보면 침을 맞는 것 못지않은
효과가 나타난다. 호흡기 계통과 관련이 있는 혈을 골라 지압하다
보면 그곳의 혈이 따뜻해지고 분비 기능이 좋아진다.

손이나 기구를 사용해 질병을 치료하는 수기 치료에서 손가락으
로 눌러 병을 치료하는 법이 지압법이다. 지압요법은 손가락, 특히
엄지손가락을 이용하여 경혈이나 몸의 일정한 부위를 눌러 질병을
예방·치료하는 방법이다. 이렇게 말하면 무척 딱딱하게 들리지만,
사실 예로부터 많이 써온 방법 중의 하나다.

'엄마 손이 약손'을 떠올려보자. 아이가 아픈 곳이 있으면 그곳을
쓸어주고 문지르는 행동이 절로 나타나게 된다. 체하거나 배가 아프
면 엄마는 아이의 배를 살살 문지르고, 두통이 있는 사람들은 양쪽

눈 옆을 꾹꾹 눌러준다. 그러면 피부의 모세혈관이 확장돼 혈액과 림프액이 잘 흐르고 신진대사가 왕성해져 상태가 좋아진다. 아픈 곳의 막혀 있는 혈을 지압하면 그곳에 기혈이 흘러 영양 상태가 좋아지고 근육이 단련된다.

실제로 몸속에 병이 있으면 몸의 표면 어딘가에 아픈 부위에 해당하는 압통점이 있다는 것이 알려지고 있어 현대의학에서도 진단법으로 자주 이용되고 있다. 여기에서 지압법이나 안마, 마사지 등의 치료법이 생겨나게 된 것이다.

코가 맹맹하거나 막혀 고통이 심할 때는 코 양쪽 날개 부위에 해당하는 혈과 인당, 수구를 자극하면 코의 맹맹함이 서서히 사라진다. 축농증이나 알레르기 비염이 자주 생기는 환자는 평소에 가운데 손가락으로 콧대 양 옆을 스무 번 이상 마찰해 콧속과 밖이 모두 따뜻해지도록 한다. 폐와 밀접한 관계가 있는 코를 마사지하다 보면 코가 튼튼해짐과 동시에 폐가 건강해진다는 원리에서 나온 지압법이다.

인체의 경혈을 질병에 맞게 지압하다 보면 침을 맞는 것 못지않은 효과가 나타난다. 호흡기 계통과 관련이 있는 혈을 골라 지압하다 보면 그곳의 혈이 따뜻해지고 분비 기능이 좋아진다. 정신적 스트레스로 두통이 심한 환자는 기혈의 순환이 안 돼 통증이 오므로 양쪽 눈초리와 눈썹 끝 사이를 지압한다. 그 위치의 오목하게 들어간 관자놀이 부위가 태양혈이다. 이곳을 자주 엄지로 누르면 통증이 가라앉는다.

지압법은 코 알레르기로 인한 콧물, 코막힘 등과 축농증, 비염을 앓는 환자가 집에서도 쉽게 증상을 완화시킬 수 있는 가정요법이기도 하다. 이는 한방 원리를 응용해 지압을 하는 것인데, 병을 완치시킬 수는 없어도 치료와 더불어 병행하면 좋은 결과를 얻을 수 있다. 이때 지압을 하는 위치는 대추혈이다.

목을 앞으로 구부리면 목뒤에 두 개의 뼈가 튀어나오는데, 대추혈은 이 목뼈 사이에 있다. 대추혈은 감기의 예방과 치료에도 좋고 호흡기 질환 치료에는 꼭 필요한 경혈로, 코에 이상을 느낄 때마다 자극해주면 좋다. 콧물과 재채기가 반복될 때는 지압과 더불어 대추혈을 따뜻하게 해주는 것이 좋다. 헤어드라이어를 이용해 대추혈 부위에 1분 정도 따뜻한 바람을 쏘이고, 2~3분간 쉬는 식으로 4~5회 반복하면 된다.

보험설계사로 매일 사람들을 만나야 하는 29세의 미혼 여성을 상담한 적이 있다. 중학교 때부터 코가 나빠 이비인후과에서 치료를 받아 왔는데, 요즘 들어 증상이 심해졌다는 것이다. 코가 목으로 넘어가고 가래가 생기기도 하며 코에서 나쁜 냄새가 나고 입에서도 냄새가 나며 머리가 무겁고 아플 때가 많다고 했다. 특히 직업상 입 냄새가 대인관계에 좋지 않은 영향을 미치기 때문에 스트레스를 많이 받는다는 사연이었다.

병원에서 진료를 하다 보면 종종 축농증 환자에게서 지독한 입 냄새가 나는 걸 경험할 수 있다. 의사도 유쾌하지 않은데 주변 사람들이야 오죽할까.

축농증 환자에게서 나는 입 냄새는 누런 콧물과 얼굴의 공기 주머니에 고름이 차 있어서 나는 것이다. 또 가래가 기관지에 많이 생겨 악취가 나기도 한다. 보통 본인은 잘 모르고 지내다가 가족이나 친구가 말을 해줘서 알게 되는 경우가 많다. 증상이 심해지면 본인도 악취를 느끼고 그 냄새로 인해 머리가 무겁고 아프고 속이 메슥거리기도 한다.

이런 입 냄새는 구조적인 이상이 있는 것이 아닌 한 한두 달 정도 축농증과 위의 열을 내려주는 한방 약물치료를 하면 대부분 좋아진다.

축농증이 있는 여성은 코가 막혀 주로 입으로 숨을 쉬는데, 입이 건조하면 냄새가 더 많이 난다. 입이 건조할 때는 냉수를 수시로 마시면 도움이 된다. 집에서는 소금물을 코로 들이마셔 입으로 내뱉는 비강세척을 하면 코가 깨끗해지고 냄새도 나지 않으며 머리도 맑아진다. 소금물로 하는 것이 좋지만, 어린이의 경우 자극이 심해 불편해하므로 생리식염수로 대체해도 무난하다.

고개를 뒤로 젖힌 뒤 스포이드나 스펀지를 이용해 식염수를 코에 넣는다. 그렇게 해서 콧물과 코딱지 등이 식염수와 함께 목구멍을 통해 나오면 이것을 뱉어내면 된다. 요즈음 시중에서 비강세척기를 판매하고 있으므로 편리하게 사용할 수 있다.

현대의학의 방법들

이비인후과 의사들의 고민은 비염의 재발인데, 최근 레이저 등 간단하고 재발률도 낮은 새로운 치료법이 정착되면서 비록 원인 치료는 아니더라도 난치질환 계열에서 벗어나게 되었다.

현대의학에서 알레르기를 치료하는 데 사용하는 것은 면역요법과 수술, 약물치료가 있다.

면역요법은 일종의 예방주사와 같은 성격으로, 원인이 되는 항원을 6개월 이상 지속적으로 주사하여 항원을 억제하는 항체를 신체 내에 생성시키는 것이다. 항원 투입 후 2~4주 정도가 지나야 효과가 나타나기 시작하는데, 그때까지는 약을 복용해야 한다.

면역요법은 알레르기 비염 치료에 이상적인 방법이지만 효과가 단기간에 나타나는 것이 아니기 때문에 끈기가 없는 사람은 중도에

포기하기 쉽다. 또한 항원을 주사하는 양이나 치료 효과에 대해 아직 확실한 결과가 나오지 않은 상태이고, 부작용에 대한 우려도 있어 심장질환이 있거나 심한 천식으로 고생하는 사람, 임산부에게는 금해야 한다.

현재 이비인후과에서 사용하는 치료 방법은 대개 보존적 치료법과 수술요법이다. 보존적 치료는 약을 콧속으로 분무시키는 에어로졸 요법과 세균성 부비강염에 효과가 있는 항생물질 투여로 나눌 수 있다. 이런 치료는 보통 6개월 이상 걸리며, 때로는 1년 가까이 장시간 꾸준히 치료해야 효과를 볼 수 있다.

수술요법에는 염증을 일으키는 부분의 점막을 전부 떼어내는 근본적 수술과, 질환이 더 이상 악화되지 않도록 증상을 완화시키는 보존적 수술이 있다. 보편화된 치료법은 연골제거술인데, 최근 들어 연골의 탄성을 이용해 제거하지 않고 교정하는 비중격성형술이 자리를 잡아가고 있다.

이비인후과 의사들의 고민은 비염의 재발인데, 최근 레이저 등 간단하고 재발률도 낮은 새로운 치료법이 정착되면서 비록 원인 치료는 아니더라도 난치질환 계열에서 벗어나게 되었다. 레이저로 콧속 점막에 일부러 상처를 내 상처가 아물면서 생기는 흉터 부위를 만들어 자극물질에 둔감해지도록 하는 것이다.

Check^1 점막을 모두 들어내는 근본적 수술

근본적 수술은 염증을 일으키는 부분의 점막을 전부 떼어내는 수술이다. 예를 들어 상악동의 경우 볼 뒤에 있는 뼈를 깎아 창을 내고 상악동의 점막을 전부 들어내어 부비강 뼈의 벽이 노출된 상태로 만드는 것이다. 이때 비중격만곡 때문에 콧속의 통기나 콧물 배출이 잘 되지 않는 경우에는 비중격을 깎아서 굽은 부분을 바로잡는 수술도 해야 한다. 아이의 경우는 성장이 끝나지 않았기 때문에 가급적 보존적 수술만 하며, 뼈를 깎거나 들어내는 수술은 하지 않는다.

근본적 수술의 경우 수술 후의 치료가 매우 중요하다. 새로운 살 조직이 생기고 그 위에 깨끗한 점막이 생기기까지는 적어도 2~3개월이 걸리는데, 이 기간 동안 감기에 걸리지 않고 깨끗한 점막이 생겨야 비로소 치료가 잘 되었다고 할 수 있다.

Check^2 점막의 일부를 들어내는 보존적 수술

보존적 수술은 병의 악화를 막고 증상을 완화시키기 위한 것이다. 부은 점막을 잘라 내거나 전두동, 사골동 등 각 부비강의 출구를 크게 해서 공기 통로를 개선하기 때문에 콧물의 배출이 쉬워진다.

중비갑개 부근은 염증을 일으키면 점막이 마치 물에 불린 미역처럼 크게 불어 오른다. 이것을 비용이라고 하는데, 심하면 인두쪽까지 크게 자란다. 그러면 숨을 쉬기가 어렵고 콧물도 잘 나오지 않으므로 비용을 잘라주는 수술을 해야 한다. 요즘은 내시경을 이용하거나 입천장 쪽에서 잘라내기 때문에 흉터가 거의 남지 않는다.

약물요법 중 가장 널리 사용해온 방식은 항히스타민제를 이용하는 것이다. 항히스타민제는 비강 점막의 혈관과 감각신경에 대한 히스타민의 작용을 차단한다. 최근에는 콧속에 직접 뿌리는 분무식 항히스타민제도 소개됐다.

히스타민은 지금까지 알려진 알레르기 염증을 일으키는 중간 매개물질 중에서 가장 중요한 것으로, 가려움증, 재채기, 분비물 증가 등의 증상을 유발한다. 항히스타민제는 그러한 급성 증상을 없애는 데 다른 어떤 약물보다 우수한 효과를 보이면서, 효과가 빠르고 전신 부작용이 거의 없다.

항히스타민제는 코막힘 증상에는 별 효과가 없다는 것이 단점인데, 이에 비해 오래 전부터 알레르기성 질환에 사용되어온 스테로이드 제제는 가장 강력한 치료 약물이다. 스테로이드 제제는 재채기, 콧물, 코막힘, 가려움증 등 모든 증상을 개선하지만 주사나 내복약처럼 투여하면 심각한 부작용을 초래할 수 있어 사용에 많은 제약이 있다.

약물치료는 세심한 조절이 중요한데, 계절적 요인이나 다른 콧병 때문에 증상이 악화될 때, 환자가 이미 다른 질환 때문에 약물치료를 받고 있을 때, 당뇨병과 같은 복합성 질환을 앓고 있을 때 등은 더욱 조심해야 한다.

알레르기 비염은 단기간의 약물 투여로는 완치가 어렵다. 따라서 증상이 나타나면 초기에 적극적으로 치료 및 관리를 해야 하고, 인내심을 가지고 전문의의 지시를 받아 치료해나가야 한다.

정확한 검사와 다양한 치료법

항원 검사에는 혈액 검사, 피부 반응 검사 등이 있는데, 최근에는 바이콤 기기를 통해 쉽고 편리하게 알레르기 요인을 찾을 수 있게 되었다.

알레르기 비염에 걸리면 일단 코가 맹맹하고 재채기가 연신 터지며 콧물이 줄줄 흐른다. 코가 막히고 코가 간질간질해 자꾸 코를 후빈다. 초기에는 코감기와 자주 혼동되며 감기인 줄 알고 병원에 오래 다니게 된다. 일반적으로 비염 환자들은 정상인보다 코의 점막이 과민하고 조그만 자극에도 잘 충혈된다. 코가 예민하다 보니 꽃가루가 날리는 계절이나 환절기에는 더욱 심하게 알레르기 비염이 재발된다.

알레르기 환자는 자신에게 알레르기를 일으키는 항원이 무엇인지 아는 것이 매우 중요하다. 알레르기 반응을 일으키는 항원을 알아야

만 알레르기를 예방하고 치료할 수 있기 때문이다. 항원 검사에는 혈액 검사, 피부 반응 검사 등이 있는데, 최근에는 바이콤 기기를 통해 쉽고 편리하게 알레르기 요인을 찾을 수 있게 되었다.

생후 10개월 이전의 유아는 주로 음식에 알레르기를 일으키는데, 음식에 알레르기를 일으킨다고 막연히 다양한 음식을 피하다 보면 아기는 영양실조에 걸리거나 저항력이 떨어져 오히려 다른 질병에 더 잘 걸리게 된다. 이럴 때 바이콤 검사를 통해 알레르기를 일으키는 음식물을 확인한 후에 바이콤으로 치료하면 된다.

알레르기의 일종인 두드러기의 경우도 마찬가지다. 대개의 사람

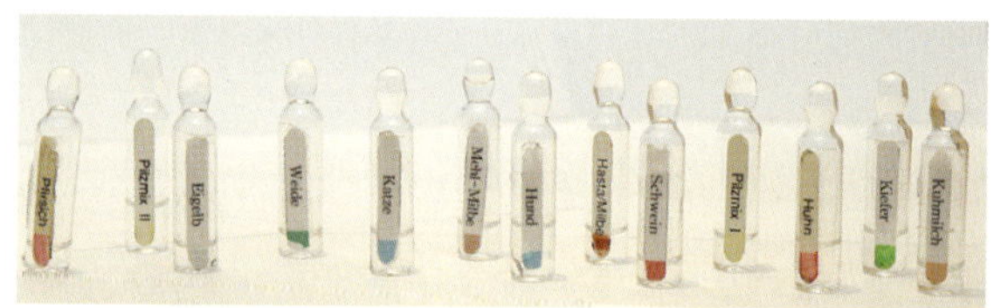

알레르기를 일으키는 다양한 항원 샘플들

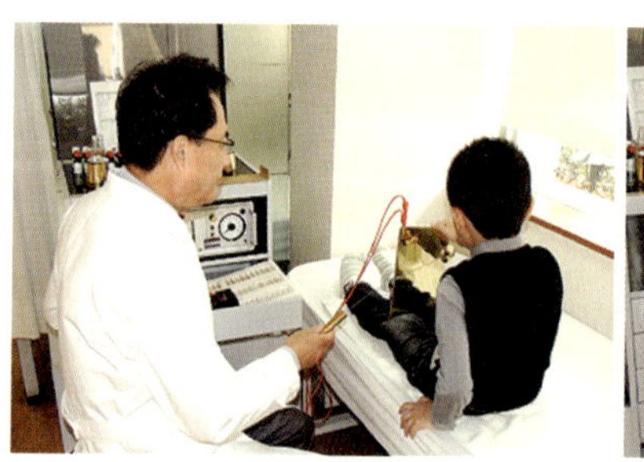

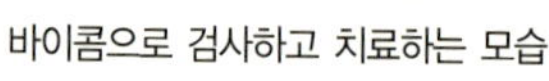

바이콤으로 검사하고 치료하는 모습

들은 두드러기의 원인을 모르고, 또 원인을 안다 해도 만성적으로 진행돼 약을 오랫동안 복용해야 하는 경우가 허다하다. 만성인 경우 부작용이 거의 없는 약을 장기간 사용하기도 하지만, 항원을 피할 수 없는 상황이라면 항원이 침입해도 이를 이겨낼 수 있는 힘을 만들어주는 바이콤 치료법이 효과적이다. 알레르기 비염을 비롯한 각종 알레르기 질환도 마찬가지다.

바이콤은 단순하면서도 환자에게 통증 없이 검사 즉시 알레르기 요인을 찾을 수 있어 매우 편리하다. 바이콤 치료법은 생체 반향 치료법으로, 신체 활동을 방해하지 않고 자가조정능력을 통해 자발적인 치료 에너지를 주게 된다. 생체 파장에 병적인 파장이 있으면 이

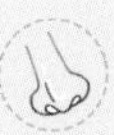 **바이콤 치료의 원리**

- 인체 내 및 주위에는 전자장 파장이 존재하며, 이 파장을 생물 물리학적 작용에 우선하고 이를 조절한다.
- 환자 고유의 파장은 인체 표면에서 케이블을 통해 치료기기로 전해지고, 치료기기인 바이콤에 따라 치료 파장이 생성된다.
- 치료 파장은 인체 내에서 병리적 파장을 소멸 또는 감소시키고 생리적 파장을 자극, 강화시켜 치료 효과를 환자가 느낄 수 있게 된다.
- 바이콤 공명 치료의 주요 목적은 병리적 파장을 감소·제거하고, 생리적 파장을 강화해 내재한 자생력을 활성화해 환자를 치유하는 데 있다.

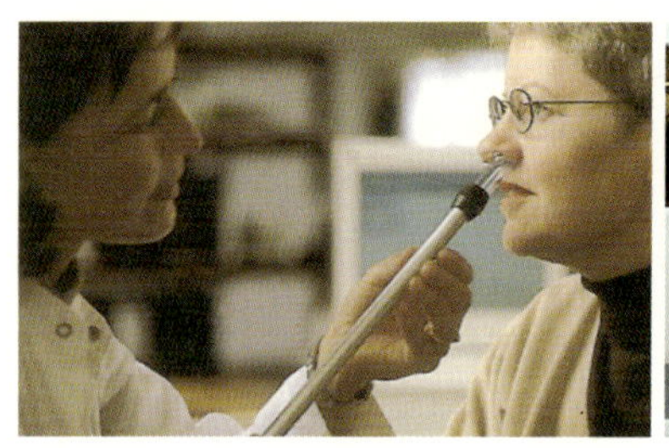

음향 비강통기도 검사

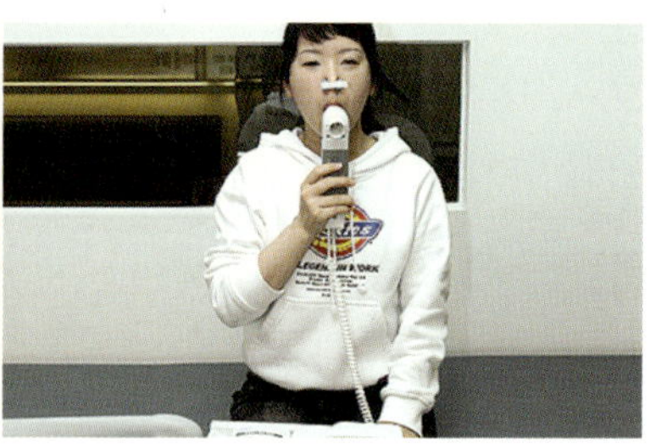

천식 검사

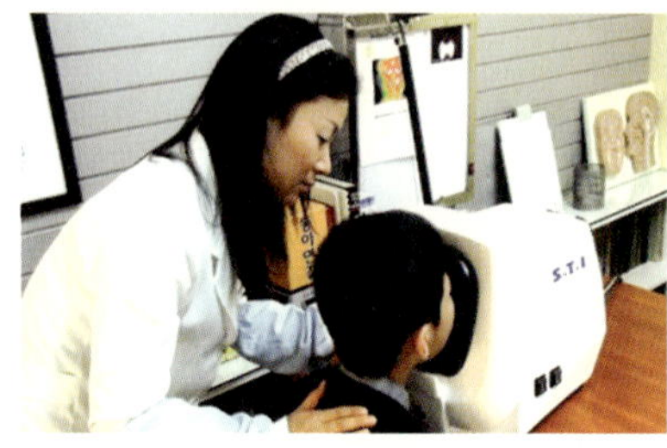

축농증 검사

곳에 치료 파장을 보내 병의 근본적인 원인을 제거하는 것이다.

음향 신호를 통해 비강 내의 이상을 빠르게 점검할 수 있는 음향 비강통기도 검사도 유용하다. 이 검사는 빠르고 간단하며 검사 결과의 신뢰도가 높아 현재까지 알려신 진단 빙법 중 가장 진보저인 것이라 할 수 있다.

최근 알레르기 비염은 계절을 가리지 않고 나타나는 경향이 있는데, 맑은 콧물이 오래되다 보면 누렇게 화농성 콧물이 되기도 한다. 자칫 축농증으로 이어지는 비염을 초기에 치료하려 할 때 전기침으로 자극하는 방법을 쓴다. 전기침 요법은 한의학의 침과 현대과학이 결합된 치료 방법으로, 근래에는 매우 다양하게 이용되고 있다.

알레르기 비염 환자의 손에 있는 합곡, 얼굴에 있는 영향, 목뒤에

242

있는 풍지혈을 전기침으로 10여 분 동안 8회 이상 자극하면 비염이 치료되거나 호전된다. 최근 시술되고 있는 경혈 전기침은 라벤더 향이 포함된 전기침을 사용하는데, 이렇게 하면 향기요법의 효과까지 얻을 수 있다.

한의원에서 종종 사용하는 처방은 다음과 같다.

Check¹ 오령산五苓散

택사澤瀉 9.37g－이뇨제

적복령赤茯苓 5.62g－습열을 없애고 이뇨작용, 혈당량 저하작용, 진정작용 등을 한다.

백출白朮 5.62g－건위, 정장, 이뇨제. 신장 기능 이상으로 인한 배뇨 이상, 부종, 위장염에 쓰인다.

저령猪苓 5.62g－해열, 지갈, 목마름, 신장질환에 효과가 있다.

육계肉桂 1.87g－보원양補元陽, 통혈맥通血脈, 소변을 자주 보고 변이 묽은 증상에 효력이 있다. 비위를 따뜻하게 하므로 배가 차고 설사, 구토가 있을 때 쓴다.

Check² 방풍통성산防風通聖散

당귀當歸 2g－보혈제, 진정, 진통, 항균, 활혈活血, 변비 치료, 자궁

기능 조절작용

작약^{芍藥} 2g - 항균작용, 소염, 해열작용을 한다.

천궁^{川芎} 2g - 보혈, 강장, 진통제, 빈혈증, 냉증, 월경불순, 월경통

치자^{梔子} 2g - 특유의 냄새가 나고 성미는 쓰다. 타박상, 구내염, 위장염, 노이로제에 효과가 있다.

연교^{連翹} 2g - 소염, 해독, 이뇨작용을 하고 피부병 또는 부종의 내복제로 사용된다.

박하^{薄荷} 2g - 해열, 소염, 건위, 담즙 분비작용, 호흡기도의 점액 분비 증가, 모세혈관 확장작용, 소화불량, 인후염, 편도선염, 피부가려움증, 복통, 설사, 구토, 두통, 치통, 감기, 부스럼, 목구멍 아픈 데, 눈 충혈 제거에 사용한다.

생강^{生薑} 2g - 위액 분비 촉진작용, 소염, 진통작용을 한다. 감기유발균, 장내균에 대한 항균작용이 있다.

형개^{荊芥} 2g - 감기, 발열, 두통, 인후가 붓는 통증, 상처의 종기 등의 통증

방풍^{防風} 2g - 해열, 진통, 풍질, 거담, 감기, 두통, 발한 등에 약으로 쓴다.

마황^{麻黃} 2g - 항알레르기 작용이 있어 콧물, 기침을 멎게 한다. 발한, 이뇨작용, 진해, 호흡곤란, 천식, 오한, 신체동통

대황^{大黃} 2.5g－만성 변비, 황달, 소변 이상, 흉복통

망초^{芒硝} 2.5g－청열^{淸熱} 해독, 거풍^{祛風}, 지양^{止痒}의 효능이 있다. 구내염, 중이염, 결막염, 풍화치통^{風火齒痛}, 류머티즘에 의한 골통^{骨痛}을 치료한다.

길경^{桔梗} 3g－거담, 기관지염, 배농, 편도선염, 인후통

백출^{白朮} 3g－건위, 정장, 이뇨제, 신장 기능 이상으로 배뇨 이상, 부종, 위장염

감초^{甘草} 3g－세포 재생, 알레르기, 해독, 진정, 소염작용, 진해작용, 항염증작용을 한다.

황금^{黃芩} 3g－항고혈압, 이뇨, 지혈작용이 있다.

석고^{石膏} 3g－해열, 진정, 목마름, 천식 위통, 당뇨병

활석^{滑石} 4g－이뇨작용이 있어 방광의 습열을 제거한다. 청열, 소염작용이 있다.

Check³ 형개연교탕^{荊芥連翹湯}

형개^{荊芥} 3g－감기, 발열, 두통, 인후가 붓는 통증, 상처의 종기 등의 통증에 사용된다.

연교^{連翹} 3g－소염, 해독, 이뇨작용을 하고 피부병 또는 부종의 내복제로 사용된다.

방풍^{防風} 3g-해열, 진통, 풍질, 거담, 감기, 두통, 발한 등에 약으로 쓴다.

당귀^{當歸} 3g-보혈제, 진정, 진통, 항균, 활혈^{活血}, 변비 치료, 자궁 기능 조절작용이 있다.

백작약^{白芍藥} 3g-진정, 진통작용이 있고 혈을 보하는 능력이 있어 통증과 보약에 많이 쓰인다. 월경통과 복통에 효과가 있는 약재로 사용된다.

시호^{柴胡} 3g-해열, 진정, 진통, 진해, 항염증, 담즙 분비 촉진, 면역 증가, 억균작용 등에 효과가 있다.

지각^{枳殼} 3g-건위제, 이뇨제, 관장제

황금^{黃芩} 3g-소염, 해열제, 항고혈압, 이뇨, 지혈작용이 있다.

치자^{梔子} 3g-타박상, 구내염, 위장염, 노이로제에 효과가 있다.

백지^{白芷} 3g-진정, 진통의 효과가 있고 두통과 현기증, 지혈에 효과가 있다.

길경^{桔梗} 3g-거담, 기관지염, 배농, 편도선염, 인후통

감초^{甘草} 2g-세포 재생, 알레르기, 해독, 진정, 소염작용, 진해작용, 항염증작용을 한다.

Check⁴ 황련해독탕^{黃連解毒湯}

황련^{黃連} 4.5g - 청열조습^{清熱燥濕}, 청심제번^{清心除煩}, 사화해독^{瀉火解毒}작용이 있다.

황금^{黃芩} 4.5g - 항염증작용이 뚜렷하여 결막염, 담낭염, 급·만성 간염 및 아토피성 피부염 등 알레르기 피부질환에도 효과가 있다. 지혈작용, 기관지천식, 음식이 얹힌 듯한 느낌, 복통과 구토 및 설사, 식욕부진 등에도 효과가 좋다.

황백^{黃栢} 4.5g - 청열조습, 사화해독, 청퇴허혈^{清退虛熱}작용이 있다.

치자^{梔子} 4.5g - 타박상, 구내염, 위장염, 노이로제에 효과가 있다.

Check⁵ 신비탕^{神秘湯}

마황^{麻黃} 5g - 발한, 이뇨작용, 진해, 호흡곤란, 천식, 오한, 신체동통, 항알레르기 작용이 있어 콧물, 기침을 멎게 한다.

행인^{杏仁} 4g - 호흡곤란, 천식

후박^{厚朴} 3g - 건위, 정장, 진정, 복통, 신경통

진피^{陳皮} 2.5g - 식욕부진, 구토

감초^{甘草} 2g - 진해작용, 항염증작용을 한다.

시호^{柴胡} 2g - 해열, 진정, 진통, 진해, 항염증, 담즙 분비 촉진, 면역 증가, 억균작용 등에 효과가 있다.

소엽^{蘇葉} 1.5g - 혈액 순환, 기침을 멈추고 몸을 따뜻하게 하는 효능이 있어 발한, 진해, 건위, 이뇨, 진정, 진통제로 쓰인다.

Check⁶ 보중익기탕^{補中益氣湯}

황기^{黃芪} 5.6g - 강장효과, 혈압강하작용이 있다.

인삼^{人蔘} 3.75g - 대보원기^{大補元氣}, 익혈생진^{益血生津}, 영신익지^{寧神益智}, 건비위^{健脾胃}, 강심 등의 효능이 있어, 허로손상, 심혈관기부전, 자하나 양위, 건망, 소갈, 당뇨 등 많은 증세에 효과가 있다.

백출^{白朮} 3.75g - 건위, 정장, 이뇨제. 신장 기능 이상으로 인한 배뇨 이상, 부종, 위장염에 쓰인다.

감초^{甘草} 3.75g - 진해작용, 항염증작용을 한다.

당귀신^{當歸身} 1.87g - 양혈^{養血}하여 기의 운행을 보조. 보혈작용이 있어 빈혈, 생리불순, 생리통, 조기폐경 등에 활용한다.

진피^{陳皮} 1.87g - 식욕부진, 구토

승마^{升麻} 1.3g - 해열, 해독, 항염제, 감기, 홍역, 치질

시호^{柴胡} 1.3g - 해열, 진정, 진통, 진해, 항염증, 담즙 분비 촉진, 면역 증가, 억균작용 등에 효과가 있다.

한·양방 복합치료와 주요 처방들

> 알레르기 비염은 폐가 약한 태음인에게 많고 다음으로 열이 많은 소양
> 인에게 자주 발생하는데, 이런 환자에게는 소청룡탕에 침술, 레이저를
> 함께 시술하면 탕약만 쓰는 것보다 치료 효과가 훨씬 높아진다.

양방에서는 항원에 집중하여 항알레르기제나 항히스타민제를 주로 처방해 알레르기 비염 환자를 치료하지만, 한방의 접근 방법은 다르다. 폐에 수분이 차고 열이 있어 알레르기 비염이 발병하는 것으로 보고 이를 제거하는 소청룡탕이나 여기에 체질별로 다른 한약재를 가미해 치료하는 것이다.

알레르기 비염은 폐가 약한 태음인에게 많고 다음으로 열이 많은 소양인에게 자주 발생하는데, 이런 환자에게는 소청룡탕에 침술, 레이저를 함께 시술하면 탕약만 쓰는 것보다 치료 효과가 훨씬 높아진다.

경혈을 전기침으로 자극하는 것도 효과가 있다. 전기침은 유럽에서 시작됐다. 약 200년 전, 프랑스의 베를리오즈는 침요법으로 신경통을 치료한 후 침에 전류를 통하면 더 효과가 좋을 것이라 생각하고 연구해 결과를 발표했다. 연구 결과 전기침은 파장과 시간 및 자극 요건에 따라 치료 효과가 다르게 나타난다는 것을 알 수 있었다.

침구요법에는 전통침을 이용해 치료하는 것과 약물을 경혈에 주입하는 약침요법이 있는데, 환자의 체질에 따라 벌침을 이용하기도

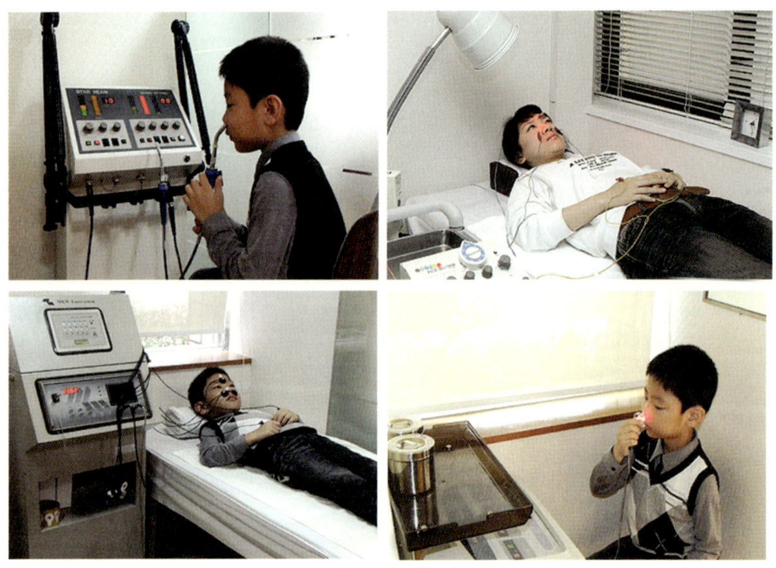

치료에 다양하게 응용되는 전기침과 레이저 시술은 대표적인 한방 코 물리치료 기기이다. 레이저 침은 침 치료를 무서워하는 아이들에게 유용하다.

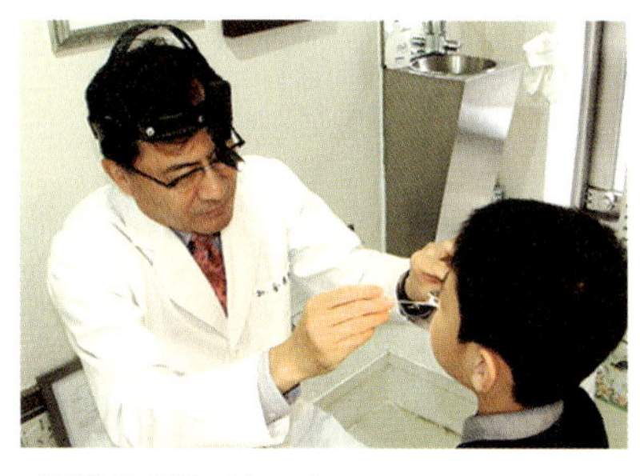

한의원의 약침 시술 모습

한다. 침을 두려워하고 기피하는 사람에게는 레이저를 이용한 침 치료법이 사용되기도 한다. 침과 레이저를 이용한 치료는 증상에 따라 일주일에 한 번 이상 몇 개월 동안 지속된다.

영동한의원에서는 전통적인 한약과 침 치료 외에 저출력 레이저 치료 방법을 함께 쓰는 한양방 복합치료로 알레르기성 비염 치료에 우수한 효과를 거두고 있다. 그동안 물리치료 분야에서는 저주파 온열기, 전자침, 적외선 등 서양의 학기기와 침뜸을 결합한 복합치료를 해왔는데, 최근에는 알레르기성 만성 비염의 치료에까지 그 영역을 넓혀가고 있다. 증상과 체질을 고려한 한양방 협진으로 치료 효과를 극대화하는 것이다.

특히 소청룡탕은 알레르기성 비염, 축농증, 천식에 탁월한 효과가 있는 한약이다. 감기, 해수, 천식, 각종 고뿔에 효과가 있다고 알려진 소청룡탕은 그 역사만도 2,000년이 되는 약이다. 장중경이 쓴 『상한론』에는 내부에 수독증이 있어 콧병이 있거나 기침을 하는 환자는 소청룡탕이 효과가 있다고 나와 있다.

소청룡탕은 마황 6g, 백작약 6g, 오미자 6g, 감초 6g, 건강 4g,

세신 4g, 계지 4g, 반하 등 8가지 약초로 구성된다. 마황은 가래를 삭이고 이뇨작용을 하며 기관지 확장을 돕는 성분이 있다. 백작약은 소염작용을 하고, 오미자는 기침을 치료하고, 세신은 소염과 기침 치료 효과가 있다. 반하는 기침을 억제하며 가래를 제거하고, 계지는 혈관을 확장하며 몸을 풀어주고, 감초는 긴장된 폐를 풀어주고, 건강은 몸을 따뜻하게 한다.

소청룡탕이라는 이름의 유래는 동쪽을 상징하는 청룡에 있다. 고분 벽화를 보면 사방의 벽에 동서남북을 상징하는 동물이 그려져 있는데, 그중 동쪽을 나타내는 청룡은 하늘로 오르는 건강하고 장래성 있는 동물로, 젊음의 상징이다. 또한 동쪽은 계절로 치면 봄이다. 꽃가루 알레르기를 일으키기 쉬운 계절도 봄이요, 젊은 사람이 감기, 천식, 알레르기 비염을 일으키기 쉬운 계절도 봄이다. 즉 소청룡탕은 젊은 사람이 초봄에 일으키기 쉬운 병, 다시 말해 감기, 천식, 알레르기성 비염 등을 고치는 중요한 약이라는 뜻이다.

소청룡탕은 특히 수독이 쌓인 환자에게 효과가 크며, 축농증 치료에도 좋은 결과를 가져온다. 특별한 부작용은 없으나 소화불량, 식욕부진, 무기력 등의 증상을 호소하는 환자가 간혹 있다. 그러나 소청룡탕의 효과는 아주 오래 전부터 확인되어 왔고 안정성도 입증되어 있으므로 염려할 것은 없다.

"병은 스스로 만든다"라는 말이 있듯이, 어떤 병이 초기에 나타나면 그 단계에서 완전히 근절해버려야 한다. '이 정도면 됐겠지'라는 생각에 중간에 치료를 그만두면 나중에 더 힘든 싸움을 벌여야 한다. 증상이 나타나지 않는다고 완치가 된 것은 아니기에 복용을 멈추거나 치료를 중단하면 병은 약에 대한 저항력을 기르면서 한층 깊어질 수 있으므로 훗날의 치유를 기약하기 어렵다. 따라서 당장 증상이 없어지더라도 2~3개월은 더 약을 복용해야 재발하는 일이 없다.

Check¹ 소청룡탕 小靑龍湯

소청룡탕은 알레르기성 비염, 축농증, 천식에 탁월한 효과가 있는 한약으로, 2,000년 역사를 지닌 약이다. 소청룡탕의 처방 중 특히 중요한 것은 마황인데, 콧물과 코막힘을 없애주고, 가래를 삭이고 이뇨작용을 하며 기관지확장을 돕는 성분이 들어 있다.

마황은 에페드린이라는 성분을 함유하고 있어 자율신경을 흥분시키므로 많이 복용하면 몸에 경련이 일어나고 극도의 불면증을 유발한다. 마황은 태음인 체질에 좋은 약재로, 반드시 전문의에게 진료를 받고 복용해야 한다.

Check 2 소건중탕 小建中湯

백작약, 감초, 계지, 교이를 배합한 소건중탕은 『동의보감』에서 아이들의 성장과 발육, 입맛을 돋우고 살을 찌우고 정신력을 키우는 데 추천하는 처방이다. 소아 허약체질, 체중 미달, 피로와 권태, 신경성·만성 위장염, 소아 야뇨증, 불안·초조, 공부에 전념하지 못하는 아이들에게 탁월한 효과를 보인다.

Check 3 YD영동탕

YD영동탕은 소청룡탕과 소건중탕을 배합하여 비염, 천식 치료제로 개발한 것으로, 한의원에 내원한 환자 1,544명을 대상으로 3~6개월간 투약한 결과 콧물, 코막힘, 기침, 가려움증의 증상이 뚜렷하게 개선됨과 동시에 아이의 면역 강화 작용이 나타났다.

YD영동탕은 비염과 천식, 아토피, 알레르기를 치료할 뿐 아니라, 아이들이 감기에 잘 걸리지 않게 하고, 아이들의 성장과 집중력을 향상시키며, 식욕을 촉진하고 숙면을 취할 수 있게 되는 등 전반적인 건강 증진에 효과가 있다.

녹용과 사향, 그리고 공진단

3대 명방(공진단, 경옥고, 청심원)으로 꼽히는 명약 중에 공진단이 있다. 최고 공拱에 별 진辰이라는 한자에 도가에서 불로장생을 꿈꾸며 도를 닦는 사람들이 먹는 약인 단丹을 붙여 만들어진 이름이다.

환자에게서 듣는 말 가운데 가장 심란한 말은 첫째가 약을 먹고 부작용을 일으켰다는 것이고, 둘째는 녹용을 많이 먹으면 머리가 나빠져 바보가 된다는 것이다. 그러나 이는 전적으로 잘못된 생각이다.

녹용은 매우 다양한 역할을 한다. 간을 보호하고 혈당을 떨어뜨리고 피를 만들어내고 면역력을 강화시키고 성장과 발육을 촉진하는 등, 그 효능을 열거하자면 끝이 없을 정도다. 특히 총명탕이나 귀비탕에 녹용을 배합한 처방은 기억력 증진과 건망 해소, 치매 예방에 탁월한 효능을 보인다.

이런 녹용을 어린이가 복용하면 크게 네 가지 효과를 볼 수 있다. 첫째, 어린이 코 점막의 면역기능을 향상시켜준다. 둘째, 녹용이나 그 배합처방(청뇌탕이나 귀비탕 등)은 아이들의 학습열과 기억력을 증진시켜 학업 능력을 향상시킨다. 셋째, 어린이 천식의 주 증상인 기침을 없애주는 좋은 보약이다. 넷째, 성장판을 잘 열리게 하여 아이의 성장을 촉진한다.

면역력 이야기를 해보자. 약골 아이를 강골로 만드는 근본이 바로 녹용에 있다. 아기가 생후 6개월을 넘어서면 모체로부터 받은 면역력이 뚝 떨어져 잔병치레를 하기 시작하는데, 이때 알레르기 증상도 자주 일으킨다. 생후 6개월부터 3세까지는 성인 수준의 면역력을 갖추게 되는 시기이므로 이 시기에 기초체력을 튼튼히 하고 면역력을 충분히 키워주면 아이는 성장하는 내내 코 알레르기나 기침천식, 감기 등 잔병치레가 없이 건강하게 자랄 수 있다.

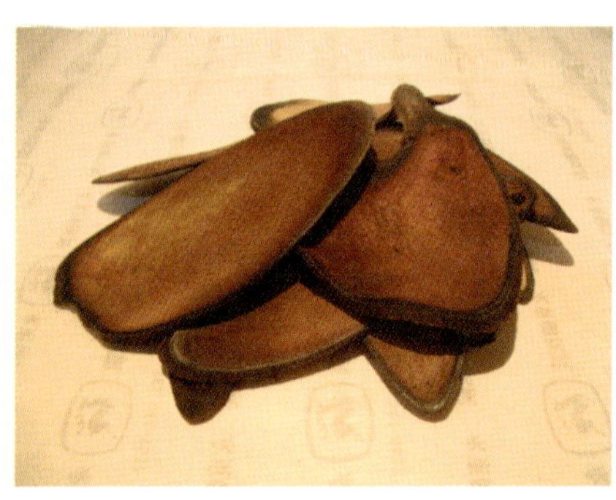

녹용

녹용보약은 어린이에게 증상이 나타나기 이전에 허약한 부분을 미리 보강시켜 미연에 질병을 예방하는 데 중점을 둔다. 이 시기의 치료는 치료

와 동시에 면역기능을 키워 근본적으로 튼튼한 체질로 만들어주는
게 원칙이다.

특별한 질병이 없는 경우 녹용보약은 1년에 2~3회 복용시키며,
한 번에 나이의 두 배까지 복용할 수 있다. 코 알레르기나 기침천식
이 있는 어린이는 증상이 소실될 때까지 계속 복용시켜도 되며, 오래
먹을수록 면역력이 좋아지고 기초체력이 튼튼해지는 것이 녹용이다.

3대 명방(공진단, 경옥고, 청심원)으로 꼽히는 명약 중에 공진단
이 있다. 최고 공拱에 별 진辰이라는 한자에 도가에서 불로장생을 꿈꾸
며 도를 닦는 사람들이 먹는 약인 단丹을 붙여 만들어진 이름이다.

중국 원대의 명의였던 위역림危亦林이 편찬한 『세의득효방』에는 공
진단이 보간, 보정, 강장하는 효과가 커 황제나 황실에 진상했던 아
주 귀한 약이라고 기재되어 있다. 『동의보감』에는 선천적으로 허약한
체질을 타고 난 사람이라도 이 약을 복용하면 백병百病이 생기지 않는
다고 했다.

공진단의 기본은 녹용, 산수유, 당귀, 사향으로, 여기에 여러 가지
를 배합해 목적에 맞게 다양하게 처방할 수 있다. 특히 환을 싸고 있
는 금박은 순도 99.9%의 금金인데, 동의보감에서는 금이 신경 안정과
피를 맑게 하는 청혈효과, 유독성 물질 해독작용이 있다고 전한다.

금은 현대의학에서도 결핵균 증식 억제작용, 만성관절 류머티즘, 피부 노화 억제, 기미 제거, 천식 치료에 탁월한 효험이 있음이 입증되었다.

공진단이 지닌 효능의 비결은 사향에 있다. 사향은 온몸의 기혈 순환을 촉진시키고 중추 신경의 기능을 항진시키며 정신을 맑게 해주고 병에 대한 저항력을 강화시킨다. 또한 심장을 강하게 하여 신진대사를 촉진시키며, 모든 호르몬의 분비를 왕성케 하는 등 그 효과가 워낙 탁월하여 한방 의약 중에서도 최고가의 약에 속한다.

얼마 전에 한방병원에서 만든 공진단에 사향의 주성분인 무스콘^{muscone}이 발견되지 않아 가짜로 판명된 일이 있었다. 시중의 사향은 1%만 진품이고 나머지는 모두 인공사향 등 위품이라고 보면 된다. 사향이 워낙 귀해 사향 대신 침향이나 목향이 들어간 가짜 공진단이 나도는 것이다. 가짜 공진단은 진품 공진단 가격의 1/10 정도지만, 효과를 기대하기 어렵다.

공진단의 특징은 약효가 다른 한약보다 훨씬 빨리 나타난다는 것에 있다. 일반적으로 한약은 꾸준히 먹어야 나중에 효과가 나타난다고 생각하지만, 공진단은 복용하는 도중에도 충분한 효과를 느낄 수 있다.

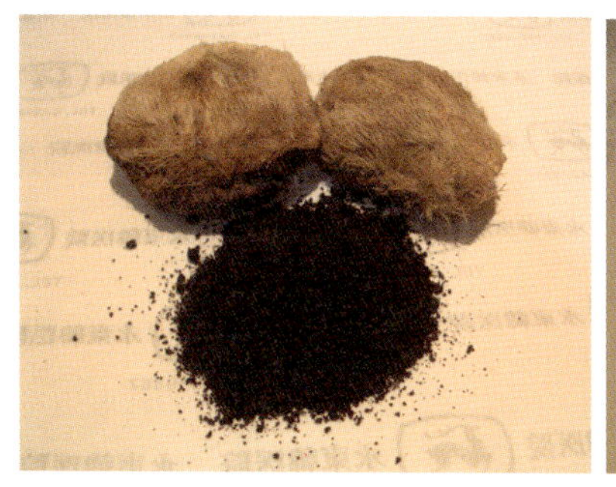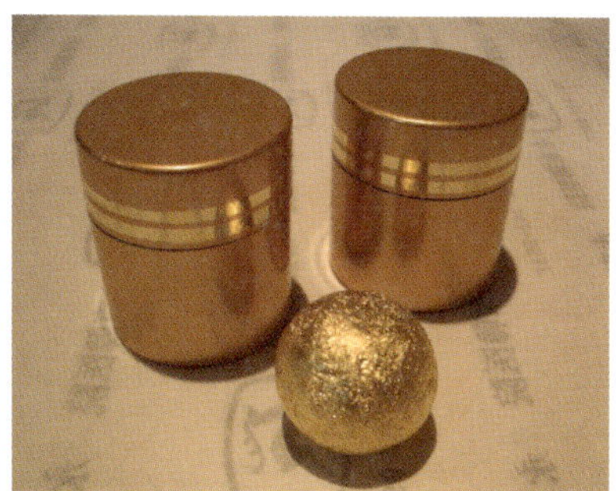

사향과 사향 공심단

Check¹ 2060 美 공진단

피부나 외모에 관심이 많은 사람들을 탄생한 공진단이다. 아토 피, 기미, 다크서클, 검버섯, 잡티, 여성 갱년기 장애 등에 효과가 탁월하다.

美 공진단을 복용하면 기의 작용과 피부 호흡이 활발해지며, 진액이 고르고 충분하게 만들어져 곱고 윤택한 피부를 가꿀 수 있다. 한방에서는 특히 폐와 피부가 관련이 있으므로 폐가 튼튼해야 피부가 건강하다. 나이가 들면서 주름살이 생기고 피부에 탄력이 없어지고 정력이 감퇴되는 것은 심장 및 혈관의 노화, 성호르몬의 분비 감소 때문이다. 美 공진단은 기본적으로 오장육부를 튼튼하게 해주어 노화에 따르는 전반적인 증상을 호전시키는 것이다.

Check2 YD 성장 공진단

성장에 관여하는 대표 장기, 즉 근육과 뼈를 주관하는 간^{肝}과 신^{腎}을 보하는 데 탁월한 효능이 있다. 골조직 세포의 기능을 강화시켜 뼈의 발육을 촉진시키고 칼슘의 흡수율을 높이며 골밀도를 높여주는 녹각, 홍화 등 약재들을 첨가한 YD 성장 공진단은 부족한 기능을 강화하고 근골격을 강화시켜 성장 장애를 중점적으로 치료한다.

흔히 키는 유전에 의해 결정된다고 생각하지만, 유전적인 요인이 차지하는 비율은 23%에 불과하다. 나머지 77%를 차지하는 것은 영양, 운동, 환경 등의 후천적 요인이다. 특히 공진단에 들어가는 녹용은 신체의 성장·발육을 주관하는 간과 신장의 기능을 왕성하게 하여 성장판이 닫히는 시기를 지연시킨다.

Check3 뇌력 학습 공진단

선천적으로 체력이 약하거나, 집중력 결핍, 두중감, 눈의 피로, 불안, 스트레스 등을 호소하는 수험생들에게 적합하다. 뇌력 학습 공진단은 체력을 보강하고 뇌에 혈액 공급을 촉진시켜 두뇌 기능 향상, 집중력 강화, 기억력 보강, 스트레스 완화, 원기 회복 등에 탁월한 효능을 보인다.

학습 공진단에 들어가는 천마는 기억력과 집중력을 증진시키고 뇌력을 배가시키며, 녹용은 기억력이나 집중력을 증진하고 건망과 치매에 탁월한 효과가 있다.

뇌를 많이 써야 하는 수험생들은 스트레스를 줄이고 에너지를 충분히 보충해야 최상의 컨디션을 유지할 수 있다. 학습 공진단은 수험생들의 원기를 회복시키고 체력과 면역력을 보강시켜 효율적인 학습 증진을 도와주는 맞춤 명약이라고 할 수 있다.

Check⁴ 알레르기 공진단

알레르기 공진단은 코와 연결된 장기인 폐의 기운을 튼튼히 하고 인체 면역력의 원천인 신장의 기운을 북돋워준다. 기관지, 코, 피부는 폐의 생리적 기능과 밀접한 관계가 있기 때문에 이들을 보함으로써 알레르기를 치료하는 것이다. 알레르기 공진단은 또한 기혈 순환을 촉진시키고 허약해진 체질을 보하며 식욕 증진, 면역력 강화, 청혈작용에 탁월한 효과가 있다.

알레르기 질환은 나타나는 부위나 그 원인이 확실하지 않고 치료가 되더라도 재발하는 경우가 많아 환자들의 고통이 크다. 비염, 천식, 아토피, 축농증 등, 코에 나타나는 천식이라는 코 알레르기를 치료하면 성장과 학습 장애, 얼굴 변형, 다크서클, 구취, 충치 등 알레르기 질환으로 인한 수많은 악영향에서 벗어날 수 있다.

Check⁵ 천식 A&S 공진단

공진단의 주원료에 길경, 맥문동, 패모 등 호흡기에 좋은 약재만을 선별해 조제한다. 알레르기 대표질환으로 꼽히는 비염, 천식, 축농증, 아토피를 치료하는 유일한 길은 폐의 기능을 강화시키는 것이다. 천식 A&S 공진단에 들어가는 길경, 패모, 맥문동은 기침을 멎게 하고 담을 없애며 건조한 기운을 제거해 폐를 윤택하게 만들어준다.

무엇보다 천식 A&S 공진단은 기존 한약보다 폐를 강화하고 원기를 돋우고 체력을 증진시키는 데 효과가 탁월해 과거 폐 수술을 받았거나 감기, 비염 등 자주 호흡기 질환에 시달리고 천식, 염증성 호흡기 질환, 폐농양, 급·만성 기관지염, 폐결핵, 폐렴, 백일해 등을 앓는 환자들에게 적격이다.

Check⁶ 사향 공심단

현대인이 걸리기 쉬운 질환들의 예방과 치료 목적으로 개인의 병증과 체질에 맞게 개발된 것으로, 공진단의 기본 약재에 우황 등 여러 가지 심장에 좋은 약재를 첨가한 맞춤처방이다.

사향 공심단은 호르몬 분비를 촉진하고 강심·보심작용을 하여 기관지 천식과 협심증, 심근경색 등 심장혈관질환, 우울증, 신경쇠약과 여성 갱년기 장애, 조루증, 남성 정력 부족, 발기부전, 신허증, 제반

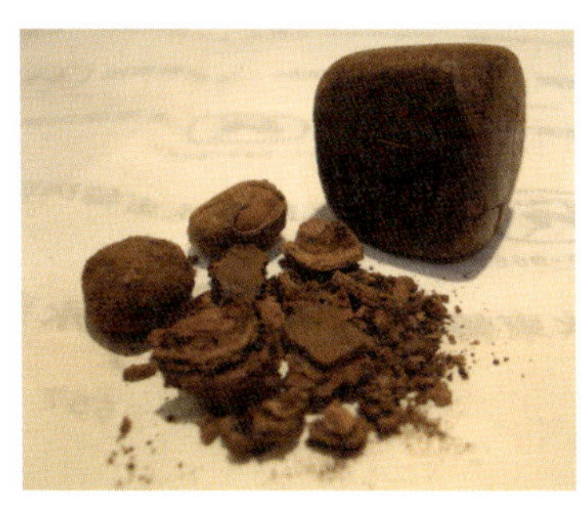

우황

허약증, 간허증 등에 효능이 있다.

5년 동안 폐질환, 심장병, 기관지 천식 등 고질병을 앓고 있는 환자 중 사향 공심단을 복용한 200명을 대상으로 조사한 결과, 93.5%라는 높은 치료율을 보인 뛰어난 약이다.

각종 알레르기 'YD영동탕' 으로 개선

감기는 만병의 근원이다. 따라서 감기를 시작으로 기관지염, 비염, 기관지 천식, 편도선염, 축농증, 폐렴, 중이염 등 다양한 염증성 · 난치성 질환으로 옮겨간다. 특히 알레르기성 비염의 근본 원인은 바로 입호흡이다. 입호흡이란 코가 막혀 코로 숨을 쉬지 못하고 입으로 호흡하는 것으로 입호흡이 결국 각종 알레르기 질환을 일으키게 된다.

실제로 영동한의원에서 944명을 대상으로 비염, 천식, 아토피 등 알레르기 증상이 함께 있는 환자를 조사한 결과 발생 원인이 대부분 입호흡에 의한 것으로 나타났다. 감기와 같은 각종 호흡기 질환과 아토피 등 피부질환을 예방 또는 치료하기 위해서는 '폐의 원기' 를 북돋워 인체의 면역력을 강화시켜 주어야 한다. 이 병원 김남선 박사는 특수 조제한 'YD영동탕' 으로 환자들을 치료한 결과 탁월한 치료 효과를 거두었다고 밝혔다.

김 박사는 'YD영동탕' 은 소청룡탕을 비롯해 소건중탕, 형개연교탕 등의 처방이 복합된 것으로 30가지 이상의 좋은 치료제와 면역약이 함께 들어가 있어 한번 복용하면 알레르기 치료는 물론 호흡기 면역을 좋게 해 재발하지 않는다고 설명했다.

'YD영동탕' 은 특히 쓰지 않고 단맛이 있어 어른은 물론 어린이도 먹기 좋게 구성돼 있는 특수 한약으로 효능이 우수하다.

김 박사팀은 이 처방으로 944명을 대상으로 치료한 결과 비염의 경우 98.2%, 천식은 90.8%, 비염 · 천식 · 알레르기성 질환 · 아토피 등 전체적으로는 87.1%의 치료 효과를 나타냈다.

여기에다 약침과 탕약을 복합 처방하면 치료율이 더 올라갈 수 있다는 게 김 박사의 설명이다.

김 박사는 "아이들의 입호흡은 각종 알레르기 질환뿐만 아니라 관절염, 인후염, 폐렴, 기관지염, 심장질환을 일으킨다. 특히 아이들은 알레르기로 인해 성장장애, 학습장애, 두뇌발달 장애와 얼굴이 비뚤어지는 등 몸과 마음에 악영향을 미칠 수 있어 조기발견 및 치료가 중요하다"고 강조했다.

31년간 31만 명 치료
세계인의 막힌 코 뻥 뚫어준 '코박사'

전문의를 찾아서 | 강남영동한의원 **김남선** 원장

김남선 원장은?

김남선 강남영동한의원 원장은 31년간 국내외 축농증 코 알레르기 환자 약 31만 명을 치료한 코 박사다. 김 원장은 한국은 물론 미국, 일본, 중국, 대만, 영국, 유럽 등 세계 유명 30여 개 대도시에서 비염, 천식, 아토피, 알레르기 질환 등의 치료에 관한 연구 발표를 통해 세계 의학계의 이목을 집중시킨 세계적인 코 알레르기 권위자이다.

김남선 박사는 그간 31년의 연구를 통해 현대인의 난치병이라 일컫는 비염, 천식, 축농증, 아토피, 편도선염 등 알레르기 질환을 수술 없이 한방으로 치료하는 대표적인 한의사로 꼽힌다.

김 박사가 특수 조제한 YD영동탕은 소청룡탕을 비롯하여 소건중탕, 형개연교탕 등의 처방이 복합된 것으로 30여 가지 이상의 치료제와 면역약이 함께 들어가 있어서 복용하면 알레르기 치료는 물론 평생 호흡기 면역을 좋게 하여 재발이 되지 않는다는 장점이 있다.

이는 그간 30만 명 이상에게 투약하여 검증된 한방약으로, 한국을 비롯해서 일본, 미국, 중국, 영국, 유럽 등 해외에서도 예약 진료하여 복용하고 있으며, 특히 이 한약은 쓰지 않고 단맛이 들어가 있어서 어른은 물론 어린 아이들도 큰 거부감 없이 쉽게 접할 수 있다.

내 아이 입호흡에 주목하라!

김남선 박사는 국내는 물론 외국에서도 알레르기비염을 가장 많이 치료하는 대표적인 명의로서 일명 코박사로 더 유명하다. 지난 1980년 개원한 이래 현재까지 약 31년 동안 그를 거쳐 간 알레르기 환자는 약 31만 명으로 연 인원 만 명 이상이 넘을 정도이며, 의료기 역시도 최첨단 기기들을 갖추어 ' 양 · 한방 협진 시스템' 으로 치료효과를 극대화 하고 있다.

코 알레르기는 알레르기 질환 중 가장

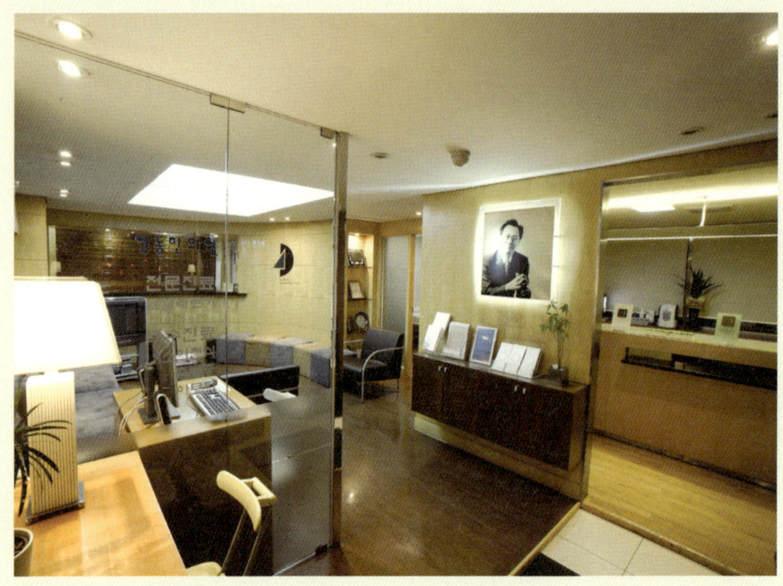

귀찮은 병으로 콧물과 재채기, 코막힘은 물론 여러 가지 증상들이 쉴 새 없이 우리 몸을 괴롭힌다. 코가 간질간질해서 자주 후비고, 눈 결막의 충혈과 가려움증, 코피, 두통, 두중감, 후각 기능 저하 등이 나타난다.

특별한 감기 증상이 아님에도 불구하고 늘 코막힘을 호소하거나 훌쩍거리며 괴로워하는 아이에게 부모는 단지 손수건을 가져다주는 것만으로 안심해서는 안 된다.

'코로 호흡하지 못하면 입으로 하면 되지.' 혹시라도 이러한 잘못된 생각을 갖고 있는 부모라면 훗날 자녀가 겪을 고생을 감내해야 할 것이다.

많은 아이들이 코 알레르기로 인해 입호흡(口呼吸)습관을 가지고 있지만, 부모나 아이모두 그런 습관이 있는지 조차 눈치재치 못하고, 입호흡 습관이 있음을 알아도 그 위험성을 몰라 고치려 하지 않는 경우가 많다.

강남 영동한의원 김남선 박사는 입호흡을 하는 아이들은 코호흡을 하는 아이들에 비해 밤에 숙면을 취하지 못하기 때문에 성장 호르몬이 제대로 분비되지 않아 키가 잘 자라지 않으며, 뇌 산소 부족으로 인해 기억력과 집중력이 감퇴돼 학습능력이 떨어진다고 밝혔다.

실제로 코 알레르기 클리닉을 찾아오는 어린이 환자 중 20~30%가 입호흡 습관을 가지고 있으며 대부분의 환자들이 성장과 학습장애, 얼굴변형 등을 호소하고 있다.

입으로 숨 쉬면 얼굴이 변한다?

김남선 박사는 무엇보다 알레르기성 비염과 축농증의 입호흡을 조기에 치료하여 코로 숨 쉴 수 있도록 하는 것이 중요함을 거듭 강조했다. 입호흡은 성장·학습 장애 뿐 아니라 치아부정교합과 아데노이드형(말상)얼굴, 주걱턱 등의 얼굴변형을 초래 할 수 있다.

입호흡을 하는 아이들은 "무의식적으로 입이 늘 반쯤 열려 있거나, 뻐드렁니거나 앞니가 튀어나와 있고, 아래턱이 위턱보다 더 나와 있으며, 아랫입술이 두툼하고, 입술이 거칠고 건조하며, 아침에 일어났을 때 목이 따끔따끔하는 등의 증세를 보인다" 이 중 한 가지라도 해당될 경우 입호흡을 의심할 필요가 있다.

몸의 건강을 유지하는 데는 코호흡이 필수적이다. 코로 공기가 들어가서 콧속의 섬모나 점막의 점액이 공기를 정화하고, 코와 목의 편도선이 세균을 막아준다. 이렇게 면역 시스템이 활성화되면 백혈구가 각종 병원균을 잡아먹어 몸의 건강을 유지하게 한다. 하지만 콧속에 질환이 있는 사람들은 입으로 호흡을 하면서 여러 가지 문제에 직면하게 된다.

아이들 코막힘, 입호흡은 성장과 학습에도 악영향!

입호흡이 성장기 어린이에게 줄 수 있는 폐해(악영향)는 다음과 같다. 첫째, 아이들이 알레르기성 비염이나 축농증 등 코 질환으로 입호흡을 하면 알레르기 증상이 심해진다. 공기가 바로 호흡기로 들어가 코와 목의 편도선이 세균이나 바이러스의 온상이 돼 면역시스템이 약해지기 때문이다. 백혈구가 병원균을 온몸으로 운반하면서 폐포나 기도가 감염이 되면 알레르기 증상이 나타난다.

둘째, 입으로 호흡하면 머리가 나빠지고, 집중력이 떨어진다. 산소의 영향을 가장 많이 받는 곳이 바로 뇌인데 코로 숨을 쉬지 못하고 입으로 숨을 쉬면 뇌로 가는 산소량이 늘 부족해진다. 독일 튀빙겐 대학의 크리스티안 포에츠 교수는 잠잘 때 코로 숨을 쉬지 못하고 입으로 숨을 쉬는 아이, 코를 고는 아이들은

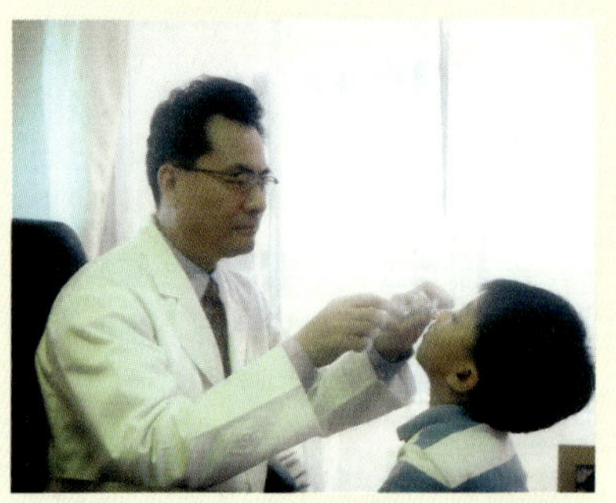

그렇지 않은 아이들보다 학습능력이 2~3배 떨어진다는 발표를 하기도 했다.

셋째, 코막힘이 있는 어린이는 성장이 더디게 된다. 숙면을 취하지 못하고 자주 잠을 깨므로 성장호르몬 분비가 원활하지 않아 다른 아이들에 비해 키가 작은 것이다. 아이들의 성장호르몬은 밤 10시에서 새벽 2시 사이 제일 많이 분비되므로 이 시간에는 푹 잠을 자는 것이 가장 성장에 도움이 된다.

넷째, 입호흡은 아이들의 턱과 입이 비정상적으로 튀어나오는 주걱턱이나 치아부정교합, 아데노이드형 얼굴 등 얼굴 변형을 줄 수 있다. 이로 인하여 발음이 부정확해지고 외모콤플렉스가 생겨 특히 어린이나 사춘기 청소년의 경우 심리적 위축상태에 빠지기 쉽다.

마지막으로 알레르기 질환으로 인해 입호흡을 하는 아이들은 정서불안, 산만 등 성격 장애를 유발하기도 한다.

수술 없이 한방으로 치료한다

알레르기 질환은 문명이 발달함에 따라 증가하는 질환 중의 하나로 대기오염, 식품공해, 과잉보호 등으로 인해 급증하고 있는 실정이라 예방과 치료대책이 절실하다. 우선 알레르기 증상을 일으킬 수 있는 원인을 제거한 후 증상을 치료하고, 알레르겐에 대해 저항할 수 있는 튼튼한 체질로 만들어 주는 것이 치료의 기본이다.

무엇보다 아이들이 입으로 호흡을 하면 비염, 천식, 아토피, 축농증 등 알레르기 질환뿐 아니라 관절염, 인후염, 폐렴, 기관지질환, 심장질환, 성장 장애, 학습 장애, 두뇌발달 장애, 성격 장애, 얼굴 변형 등의 질환에 노출되기 쉬워 서둘러 치료해 주어야 한다.

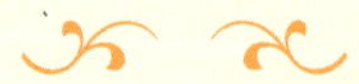

알레르기 비염 한방은 어떻게 보나

태음인이 70%··· 폐 다스리고 양기 돋워라

알레르기 환자에게 봄은 잔인한 계절이다. 황사에 이어 꽃가루가 코를 괴롭히고, 건조한 날씨가 계속되면서 비염을 악화시킨다. 알레르기 비염은 단순히 코훌쩍거림이 아니다. 코가 막혀 숙면을 취하지 못하고, 정신집중이 안 돼 성적이 떨어진다.

이러한 상황이 지속되면 성장에 지장을 받고, 심한 경우 우울증까지 걸린다. 알레르기 비염을 한방으로 치료해보면 어떨까. 한의학에서 바라보는 알레르기 비염의 정체와 치료를 소개한다.

◆알레르기 비염을 방치하면

숙면은 성장과 밀접한 관계가 있다. 성장호르몬이 오후 10시부터 오전 2시까지 깊은 잠을 잘 때 쏟아져 나오기 때문. 하지만 비염이 있으면 호흡이 불편하고, 그 결과 수면을 제대로 취하지 못해 키가 잘 자라지 않는다. 영동한의원 김남선 원장은 6월 초 일본에서 개최되는 동양의학회에서 병원을 찾은 저성장 어린이 112명을 분석한 결과를 발표한다. 자료에 따르면 저성장 어린이 중 알레르기 비염을 앓고 있는 어린이가 78명(69.7%)으로 가장 많은 것으로 나타났다. 다음은 축농증이 24명(21.4%), 아토피 피부염 10명(9%) 순. 저성장의 기준은 또래보다 10㎝ 이상 작은 키로 대상자는 병원을 찾은 환자의 50%에 이르렀다.

코막힘은 뇌에 산소 공급을 방해해 학습장애도 초래한다. 김 원장은 "코막힘은 집중력·기억력 감퇴로 이어지고, 입으로 호흡을 하면서 입안이 건조해져 충치 발생, 성격 변화 등 여러 가지 악영향을 미친다"고 설명했다.

◆한방에서 본 알레르기 비염

한의학에서 알레르기 비염은 비구, 분체, 비색 등으로 표현된다. 경희대 한방병원 안이비인후피부과 김윤범 교수는 "알레르기 비염은 호흡기의 기능 저하와 양의 기운 부족으로 생긴다"며 "폐기능이 저하되면 세균이나 바이러스에 잘 감염돼 코에 염증이 생기고, 부족한 양기로 인해 면역력이 떨어져 만성화한다”고 말했다.

알레르기 비염은 체질과도 관련이 있다. 사상체질별로 환자를 분석한 자료에 따르면 태음인 70%, 소양인 20%, 소음인 10% 순. 코비한의원 이판제 원장은 “태음인에 비염이 많은 것은 폐기능이 약하고(간대폐소, 肝大肺小), 몸이 냉하기 때문”이라며 “몸에 쌓인 수독이 외부로부터 항원 물질이 들어오면 재채기와 콧물로 배출된다”고 말했다.

마황 · 생강 넣은 소청룡탕 좋아
침 · 뜸 · 아로마 요법도 병행
방치 땐 성장 늦고 기억력 감퇴

◆한방의 알레르기 비염 치료
치료 목적은 두 가지다. 증상을 없애 일상생활에 불편을 줄이고, 면역력을 증강시켜 급성 증상의 발생빈도를 낮추는 것. 대표적인 처방이 소청룡탕이다. 마황, 백작약, 오미자 등 8가지 한약재가 동원된다. 마황은 항알레르기 작용을, 작약은 소염, 이뇨작용, 오미자는 기침 억제와 체력 증강 효과가 있다.

김남선 원장은 여기에 소건중탕을 추천했다. 계지, 감초, 생강, 대추 등이 쓰이는데 항균, 소염 작용과 함께 세포 에너지 대사를 원활하게 한다는 것. 김 원장은 “소청룡탕에 쓰이는 마황은 콧물, 코막힘을 없애주는 탁월한 약이지만 에페드린이라는 성분이 자율신경을 흥분시키므로 약 사용에 신중해야 한다”고 말했다.

한방 치료의 장점은 개인 맞춤식 치료가 가능하다는 것. 김 교수는 “같은 알레르기 비염이라도 재채기, 콧물, 코막힘, 가려움증 등 증상의 경중에 따라 치료 방법을 택하고, 나이, 성별, 체질 등이 고려된다”고 말했다. 치료는 한약을 중심으로 침과 뜸, 아로마요법을 활용한다.

조기 치료가 늦으면 치료도 어려워진다. 코비한의원이 비염환자 506명을 조사한 결과 증상을 자각하고 진료를 받기까지 1년 이상 방치한 사람이 45%나 됐다. 이 원장은 “비염을 오래 방치하면 축농증 · 중이염 등 합병증 발생 가능성이 커진다”고 말했다.

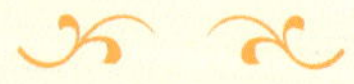

코 막혀 입으로 숨 쉬는 아이,
껌·테이핑 요법으로 석달 만에 효과

입호흡이 아이에게 미치는 영향은 삶 전체를 뒤흔들 만큼 엄청나다. 우선 성장을 하면서 얼굴의 형태가 밉상으로 바뀐다. 입으로 숨을 쉬면 턱과 얼굴 뼈 성장에 영향을 줘 '말상'이라고 부르는 아데노이드형 얼굴이 될 수 있다.

얼굴 폭이 좁고 길며, 아래턱이 뒤로 처져 입이 돌출돼 조금만 웃어도 잇몸이 훤히 보인다.

충치도 잘 걸린다. 입을 벌리고 있으면 침이 말라 입안이 건조해진다. 입안의 세정작용을 하는 침이 부족해 세균 활동이 왕성해진다. 이로 인해 충치 등 구강질환이 잘 생길 수밖에 없다.

뇌에 산소 공급도 부족해진다. 집중력이 떨어지고, 주의가 산만해 성적에도 나쁜 영향을 미친다. 특히 입호흡을 하면 깊은 잠을 자기 어려워 숙면 시 분비되는 성장호르몬이 충분히 나오지 않는다. 또래보다 성장이 더딘 이유다. 이밖에도 입호흡은 면역력 저하, 호흡기질환 악화, 치아부정교합, 다크서클 생성 등 다양한 부작용을 유발한다.

실제 본원에서 1년간 코막힘과 입호흡으로 병원을 찾은 어린이 1022명을 분석한 결과, 성장장애가 발생한 어린이가 11%(112명)나 됐고, 주걱턱 9.8%(100명), 아데노이드형 얼굴 7.8%(79명), 치아 부정교합13.3%(135명), 다크서클 10.2%(104명)로 나타났다.

입호흡의 원인은 코막힘이다. 본원 조사에선 알레르기성 비염, 축농증 등 코질환을 앓고 있는 어린이가 79.2%를 차지했다. 여기에다 잦은 감기에 의한 입호흡이 15.5%, 과격한 운동에 의한 입호흡이 5.3%였다.

입호흡은 하루아침에 고치기는 힘들다. 이미 습관성으로 진행됐기 때문이다. 원인 질환인 알레르기 비염이나 축농증을 치료하면서 입을 막고 코로 숨을 쉬는 훈련을 받아야 한다. 본원에선 입호흡을 하는 여자 어린이에게 노즈리프트 치료와 껌 요법, 테이핑 요법을 실시했다. 노즈리프트는 콧속 공기 통로를 확대하

중앙일보

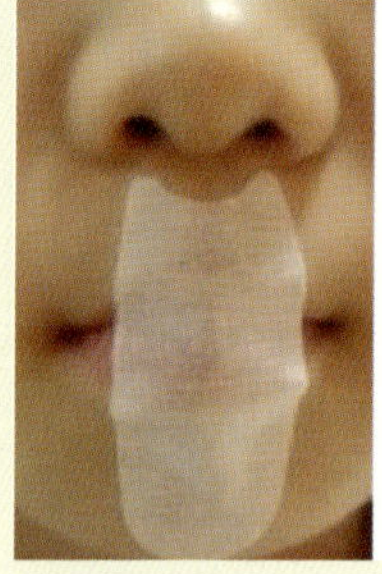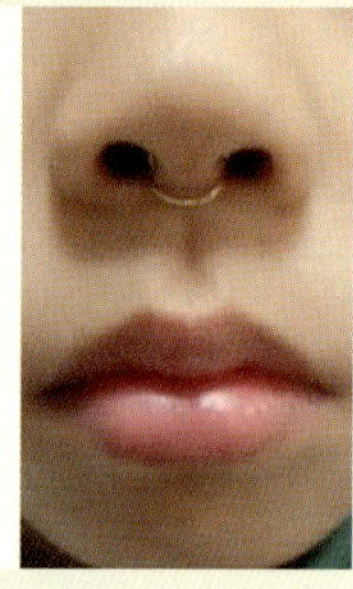

입호흡을 예방하는 입테이프와
비강을 넓혀주는 노즈리프트

는 것이고, 껌 요법은 하루 3회 1시간씩 껌을 씹는 것이다. 입을 다물고 껌은 양쪽 치아로 고루 씹는다. 또 테이핑 요법은 잠을 잘 때 입을 테이프로 막고 수면을 취하는 방법이다.

결과는 매우 좋았다. 한방 처방약은 알레르기 비염 치료에 92.4%의 환자가 효과를 보았고, 입호흡 습관을 고쳐주었더니 석달만에 96.9%의 환자가 입호흡을 개선했다. 한방치료는 코막힘의 원인과 건강 상태에 다라 소청룡탕·형개연교탕·맥문동탕·신비탕을 가감해 사용했다.

소청룡탕엔 마황·백작약·오미자 등 8가지 한약재가 동원된다. 마황은 항알레르기 작용을, 작약은 소염·이뇨작용, 오미자는 기침과 체력 증강 효과가 있다.

이 내용은 2010년 2월 26일부터 3일간 열리는 국제동양의학학술대회(일본 치바시)에서 '코막힘의 한방 치료, 입호흡의 테이핑 요법에 의한 천식·아토피 피부염·알레르기의 면역증강 효과'라는 제목으로 발표된다.

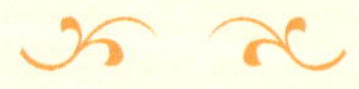

알레르기성 비염·천식 한약재 치료 효과

목련꽃 봉오리·황벽나무 껍질
소청룡탕에 넣어 처방하면 도움

감기를 달고 사는 아이들의 허약한 체질을 개선하고자 할 때 주로 사용되는 한방 처방 소청룡탕에 신이화(辛夷花)와 맥문동(麥門冬)이란 한약재를 가미하면 알레르기로 인한 코 막힘과 기침 발작을 억제할 수 있다는 임상 연구결과가 나왔다.

영동한의원 김남선 원장은 비염과 천식, 아토피 중 두 가지 이상을 합병하며 알레르기 행진을 벌이는 18세 이하 남녀 1,400명을 대상으로 최근 1년간 소청룡탕에 신이화(목련꽃 봉오리를 말린 것)와 맥문동을 적절히 가미하는 방법을 적용한 결과, 89.2~92.4%의 치료 효과를 거뒀다고 27일 밝혔다. 이 임상 연구결과는 지난 14~16일, 일본 나고야 국제회의장에서 열린 '2010 일본동양의학회 학술대회'에 보고됐다.

소청룡탕은 예부터 몸속에 물독이 많아 몸이 자주 붓고, 호흡기 질환을 달고 살 때 주로 쓰인 동의보감 처방 한약이다.

김 원장은 코 막힘이 심하고 맑은 콧물을 줄줄 흘리는 알레르기성 비염 환자의 경우 여기에다 신이화를 가미하고, 마른 기침이 심한 기관지천식 환자들에겐 맥문동을 첨가하는 처방을 새로이 개발했다. 그 결과 알레르기성 비염 환자 중 92.4%에서 코 막힘 증상이 없어졌고, 기관지 천식 환자 중 89.2%가 기침 발작을 하지 않게 된 것으로 각각 조사됐다.

맥문동은 전통적으로 가래가 쉽게 없어지지 않는 기침을 해소하는데 많이 쓰이는 한약재다. 김 원장은 또 아토피 환자들에게 황벽나무 껍질을 말려서 만든 한약재 황백(黃栢)을 가미해 처방한 결과, 82.3%가 가려움증을 이겨낸 것으로 나타났다고 밝혔다. 김 원장은 "말린 맥문동 뿌리나 신이화 약 10g을 각각 물 2ℓ들이 주전자에 넣고 달인 다음 식혀서 냉장고에 넣어두고 하루 3~4회 이상 수시로 차처럼 마셔도 알레르기성 비염과 천식 치료에 도움된다"고 조언했다.

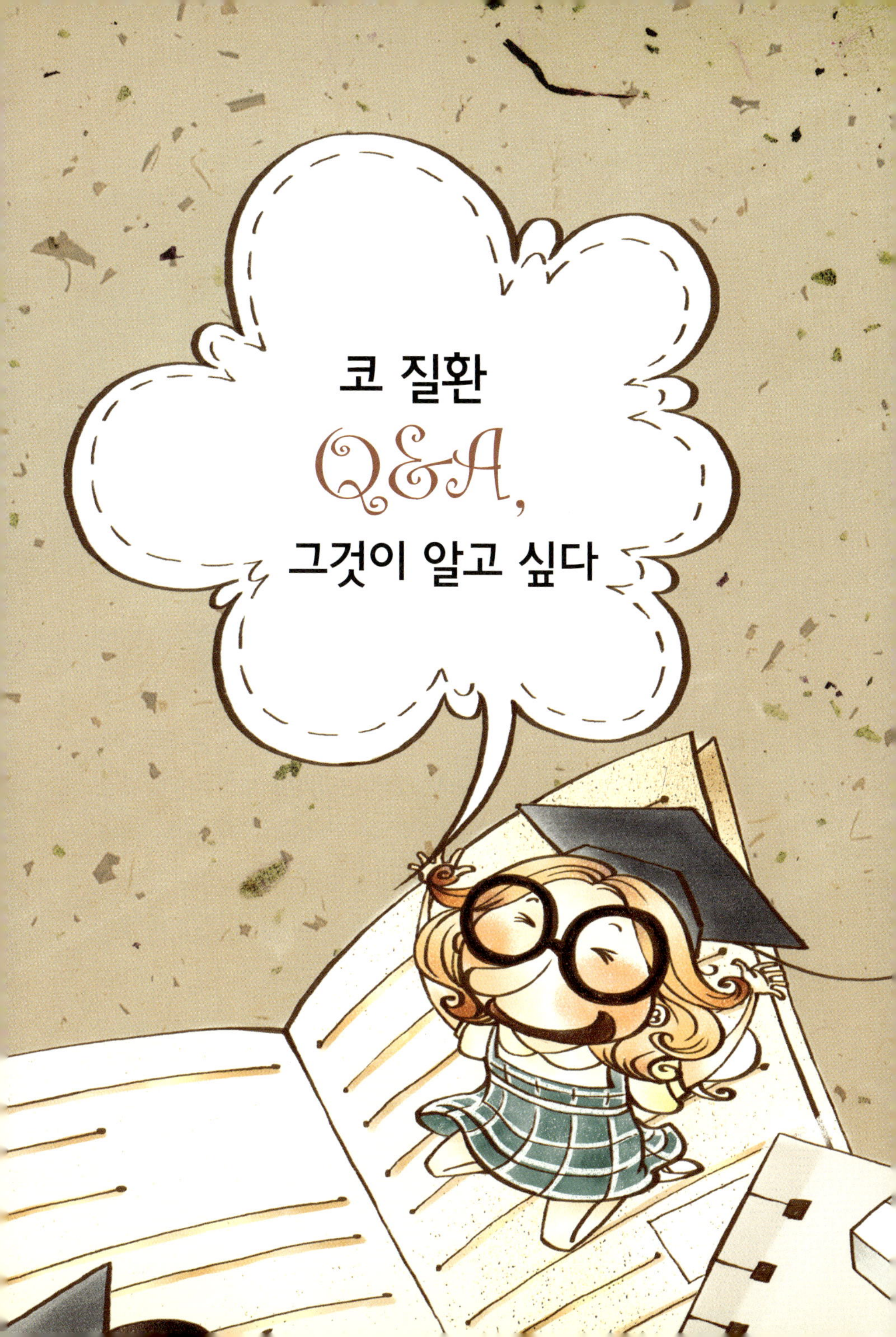

코 질환
Q&A,
그것이 알고 싶다

Q 8세 남자아인데, 1년 내내 감기가 떨어지지 않네요. 콧물이 잘 나고 평소에 기침을 많이 해요. 습관처럼 헛기침도 하구요. 가래도 나옵니다. 밤에 잘 때 코골이도 심한 편이에요. 요즘 다크서클도 더 심해지고 해서 한방으로 치료가 가능할까 문의합니다.

애기 때 감기에 걸렸다가 폐렴까지 진행된 적이 있었는데 그게 원인인지도 모르겠네요. 아이 아빠도 비염이 심한 편이에요. 병원을 다녀도 완치가 안 되고 집에서 소금물로 가글도 시키고 배즙이나 따뜻한 차도 많이 먹이는데 잘 낫지가 않아요. 어떤 진료부터 받아야 할지, 어떤 병이 의심되는지 궁금 합니다.

A 잦은 감기, 콧물, 기침, 가래, 코골이, 다크서클, 입호흡 증상을 보이는 아이들 모두는 단순한 감기가 아니라 알레르기성 비염입니 다. 면역력과 기관지, 폐, 호흡기가 약한 아이들은 알레르기에 잘 노 출이 됩니다. 알레르기는 코, 기관지, 눈, 위장, 피부에 나타납니다. 코에 있으면 재채기, 콧물, 코막힘 증상이 있고, 기관지에는 기침, 가 래, 숨찬 증상, 눈의 알레르기, 눈 가려움증, 눈물, 눈의 충혈, 눈곱 등이 생기고, 피부에는 피부가려움증, 피부각질, 피부건조, 피부홍조 등의 증상이 있습니다. 위장 알레르기는 설사와 변비, 복통과 식욕부 진 등의 증상으로 나타납니다.

알레르기성 비염은 코에 나타나는 천식이라고 불립니다. 주로 감기와 비슷한 재채기, 맑은 콧물, 코막힘 등의 증상이 나타납니다.

① 감기를 1년 내내 달고 산다, ② 눈 밑이 푸르스름하다, ③ 코가 가려워서 비비거나 잘 후빈다, ④ 아침에 코가 막혀서 찍찍거리는 경우가 많다, ⑤ 콧물, 기침, 가래가 있다, ⑥ 코피가 잘 난다, ⑦ 축농증이 있다는 것은 알레르기성 비염이 있다는 증거입니다.

감기와 알레르기성 비염의 검사로는 ⓐ 알레르기 항원 바이콤 검사, ⓑ STI 축농증 검사, ⓒ 침상 코 점막 내시경 검사, ⓓ 비강통기도 코막힘 검사, ⓔ 기침천식, 폐 기능 검사, ⓕ 사상체질 검사 등으로 진행되고, 치료는 ⓐ 콧물, 코막힘, 기침 치료제인 소청룡탕(S.O.T), ⓑ 면역 약인 소건중탕(S.K.T), ⓒ 기관지 체력 및 호흡기 보강 약인 녹용(N.Y)을 처방합니다. 코 물리치료는 저출력 레이저, 아로마 네블라이저, 전자침, 레이저 침, 바이콤 생체공명 알레르기 치료, 바이오트론 치료를 주 2회 시행합니다.

Q 부모님이 모두 알레르기 비염 체질이구요. 아빠 쪽은 해수병이 심한 집안 내력이 있어요. 아이는 6세 여아인데, 찬바람만 불기 시작하면 콧물과 재채기가 시작되어 그 와중에 감기 바이러스에 노출되면 축농증과 중이염에 천식, 급기야는 폐렴까지 가서 겨울 내내 항생제와의 싸움이 시작됩니다.

이비인후과 알레르기 검사 등을 다시 받아보니 편도와 아데노이드도 커져 수술해주라는 말까지 나왔지만 소아과에선 반대하시기에 미루고 있습니다.

조금 나아져서 약을 안 먹고 있을 때도 계속 목에 가래가 있는지 큼큼대는 헛기침을 하지요.

한약도 먹여봤지만 한약을 먹는 중에도 이 증세들이 다시 시작되면 애가 열이 나고 숨이 넘어가게 기침을 하고 천식으로 가슴이 벌렁벌렁할 정도라 다급하게 병원으로 달려가게 됩니다.

저희 아이 같은 경우엔 어떤 식으로 치료를 진행하게 될지, 기간은 어느 정도 잡아야 할지, 치료 중에라도 심하게 열이 나고 천식으로 잠을 못 자고 할 경우엔 어떤 응급조치를 할 수 있는지 궁금합니다.

A 지금까지 알레르기의 원인은 항상 알레르기 반응 검사를 통해서 알 수 있었으며, 발견된 알레르기 요인을 접하는 것을 금해왔습니다. 그러나 이제는 바이콤 기기를 통해 간단하면서도 아이들에게 고통을 주지 않고 즉석에서 알레르기 요인을 찾을 수 있습니다. 또한 치료 후에는 알레르기 원인물질에 노출이 되어도 전혀 알레르기의 괴로운 반응들이 나타나지 않습니다.

알레르기는 먼지나 집먼지진드기, 꽃가루, 동물의 털, 찬 공기, 우유, 계란, 콩 등 알레르기를 일으키는 음식, 그 밖의 물질 등 우리 몸에 전혀 해롭지 않으나 몸의 기관에서 잘못 인식한 경우 알레르기 반응인 콧물, 코막힘, 기침, 천식, 가래, 피부소양, 축농증, 중이염, 폐렴 등 나쁜 증상을 나타나게 합니다.

"우리 몸에는 에너지가 있다. 이것은 좋은 전자적인 파장이며, 물리적으로 측정할 수 있고 또한 생체적으로 상당히 생동적이다"라는 것은 포프(F.A Popp) 박사에 의해 학문적으로 증명되었으며, 자신의 파장을 이용한 치료법이 시술되었습니다. 이 치료법은 '생체공명 치료'라고 명명되었고, 현재 독일을 비롯하여 스위스, 오스트리아, 이탈리아, 영국 등 유럽에서 5,000여 명의 알레르기 의사들이 이 바이콤 기기로 좋은 성과를 올리고 있습니다.

본 한의원에서 치료를 받은 9세 남아의 경우 기침, 콧물, 코막힘으로 몇 년간 엄마의 애를 태웠으나 바이콤 992번 파장으로 8회 치료하여 기침, 콧물, 코막힘, 가래 등 코와 기관지 알레르기의 제반 증상이 소실되었습니다. 검사는 천식 검사, STI축농증 검사, 바이콤 알레르기 항원 검사, 코막힘(비강통기도) 검사, 체질검사 등이 시행되고, 코와 기관지 물리치료는 주 2회입니다.

한방약 치료 중에도 감기가 합병되면 기침발작이 심해지는데, 그때는 한약은 식전에, 양약은 식후에 복용하면 한약의 효과가 배가됩니다.

Q 7세 아들이 매일 밤 코막힘이 심합니다. 짜증이 늘어 옆에서 보는 저도 힘이 드네요. 평소 눈 주위도 가렵다고 하고 맑은 콧물이 항상 있고 아침에 자고 일어나면 재채기를 많이 합니다. 코피도 가끔 흘리네요. 학교에 들어가기 전에 치료를 해주고 싶은데 어떻게 하면 좋을까요?

A 아이들은 세 살 때 뇌신경회로가 완성이 되고, 다섯 살에 키 성장과 얼굴형이 결정된다고 합니다. 아이들의 코막힘은 입호흡을 만들고 입호흡은 아이의 체질을 알레르기 체질로 만듭니다. 알레르기 3대 질환은 바로 비염, 천식, 아토피입니다. 코 알레르기는 재채기, 콧물, 코막힘이 3대 증상이고, 천식은 기침, 가래, 숨찬 증상이 3대 증상입니다. 아토피는 가려움증, 진물, 피부각질이 3대 증상이 됩니다.

어린아이의 알레르기는 돌 전에 태열로 시작되어 피부 아토피 → 코 알레르기 → 기침천식 또는 코 알레르기 → 아토피 → 기침천식 등으로 차츰 코에서 기관지로, 또 피부로 그 부위가 이전됩니다. 이를 '알레르기 마치(Allergy March)', 즉 알레르기 행진이라고 합니다.

코 알레르기는 초등학교 입학 무렵인 5~7세에 많이 나타나는 경향이 있습니다. 코막힘은 아이들의 성장이나 학습, 두뇌 발달에 악영향을 줍니다. 코막힘에 의한 입호흡은 기관지나 폐를 약화시켜 기침

천식, 아토피, 폐렴 등 호흡기 질환에 잘 노출되게 만듭니다.

아이의 폐를 튼튼하게 하고 면역력을 키워주며 자기 스스로 코의 질환을 이겨내게 하기 위해 소청룡탕, 소건중탕, 녹용을 함께 사용합니다. 평소 코막힘, 콧물, 기침으로 힘들어하는 아이들은 ① 입호흡 습관 치료, ② 찬 음식 먹이지 말기, ③ 잠을 8시간 이상 충분히 재우기, ④ 음식 하루 30가지 이상 골고루 먹이기, ⑤ 알레르기 3대 항원 식품인 우유, 콩, 달걀을 너무 자주 먹이지 말기 등을 잘 지키면 알레르기 예방과 치료에 도움이 됩니다.

Q 가뜩이나 입 냄새가 나는데 입호흡까지 하니 고등학생인데 학교생활이 전혀 안 되고 사람들 옆에 있으면 호흡도 이상해지고 불안합니다. 코로 호흡하고 싶은데 잘 안 되네요.

A 입으로 호흡을 하게 되면 항상 입을 벌리고 있기 때문에 얼굴에 탄력이 없어지는 것은 물론이고 구강 내의 침이 마르고 세균 감염이 쉬워서 입에서 냄새가 납니다. 입 냄새가 심한 사람은 우선 입호흡 습관은 없는지 확인해봐야 할 것입니다.

뻐드렁니나 주걱턱 역시 입으로 하는 호흡과 관련이 있습니다. 입으로 호흡을 하는 사람은 식사를 할 때에도 입을 벌리고 호흡을 하기 때문에 치아의 혀를 이용하여 입을 막아야 합니다. 이때 40~60g 정도의 압력이 혀를 통해 치아에 가해지게 됩니다. 음식을 먹을 때마다 지속적으로 압력이 가해지므로 이가 밀려나와 버리는 것입니다.

원래 치아는 음식을 씹어서 잘게 하기 때문에 세로 방향으로 가해지는 힘은 50kg 정도까지 견딜 수 있습니다. 그러나 가로 방향으로 가해지는 힘에는 아주 약한 성질이 있어 겨우 20g만으로도 조금씩 움직입니다. 이런 치아의 성질을 이용하여 치열을 고르게 하는 것이 바로 치아교정입니다. 치아를 움직이기 위해 붙이는 교정기가 앞니에 가하는 힘은 겨우 20~70g에 지나지 않습니다. 입으로 호흡을 계속하는 사람은 식사 때마다 치아교정기를 착용한 것과 같거나 그 두세 배에 상당하는 압력으로 앞니를 밀어내고 있는 것입니다.

그뿐 아니라 이야기를 할 때도 혀로 치아를 누르고, 침을 삼킬 때도 혀로 누릅니다. 이런 사소한 행동들이 반복되어 치아는 조금씩 앞으로 튀어나오게 됩니다. 또한 자고 일어나면 입술이 거칠거칠하고 입술이 두툼해지기도 합니다. 입 냄새의 주범은 바로 입호흡이라는 것입니다.

입호흡 습관을 교정하는 데는 노즈 리프트, 브레스 트레이너, 입술 테이프 등을 이용합니다.

Q 저는 알레르기성 비염이 있습니다. 그래서 어려서부터 코로 숨을 잘 쉬지 못하고 입으로 많이 쉬었습니다. 그래서인지 턱이 길어지고 비대칭 얼굴이 되었습니다. 얼마 전 긴 턱과 비대칭 얼굴 수술을 했습니다. 지금은 턱이 조금 짧아졌습니다.

그런데 버릇이 들어 버렸는지, 아직도 입으로 숨을 많이 쉽니다. 지금 26살인데 성인이 된 후에도 입으로 숨을 많이 쉬면 얼굴이 다시 길어지거나 얼굴형이 이상해질 수 있나요?

A 알레르기성 비염이 어려서부터 있어서 코로 호흡을 하지 못하고 입으로 호흡을 하던 사람들은 얼굴이 길어지는 '아데노이드형 얼굴'이 되고 치아 부정교합과 주걱턱 등 얼굴형의 변화가 일어나게 됩니다. 특히, 여성들은 이로 인해 얼굴 미용에 나쁜 영향을 주게 됩니다.

입으로 호흡을 하는 것은 만병의 근원으로 얼굴모양이 삐뚤어지는 원인이 되기도 합니다. 치아 부정교합, 주걱턱, 윗니돌출을 비롯해서 얼굴이 위아래로 길어지는 아데노이드형 얼굴이 될 수도 있습니다.

사람의 얼굴형에 따라 이 사람이 알레르기성 비염으로 인한 코막힘 때문에 입호흡을 하고 있는지를 파악할 수 있습니다. 그만큼 입호흡이 외모의 변형에 많은 영향을 준다는 반증일 것입니다.

입으로 호흡을 하게 되면 거의 대부분 입을 벌리고 있기 때문에 침이 말라 입냄새가 나기 쉽고, 입 언저리가 느슨하게 풀려 피부 탄력도 떨어집니다. 이는 나이와 관계없이 지속적으로 일어날 수 있는 악영향입니다.

이미 일어난 외모 변형을 성형수술을 통해 고쳐 자신감을 되찾는 것도 좋겠지만 근본원인인 입호흡을 치료하지 못하면 악순환의 반복일 뿐입니다. 무엇보다 코 알레르기를 치료하는 것이 우선되어야 합니다. 성형 후에도 코호흡을 하지 않으면 얼굴형에 이상을 초래할 가능성을 배제할 수 없습니다.

입호흡을 바로잡아 코호흡을 하는 것만으로 일단 증상이 개선되는 것을 체감할 수 있습니다. 이것은 간단한 것 같으면서 매우 어렵습니다. 반드시 코로 호흡을 하겠다는 굳은 의지가 필요합니다.

Q 저희 아들이 올해 열여섯 살인데 코 때문에 공부에 집중이 잘 안 된다고 합니다. 아침에 일어나면 기침을 심하게 하고 학교에 있을 때 콧물도 자주 흘린다고 합니다. 코가 막혀서 숨 쉬는 것도 힘들어 보입니다. 숨도 거의 입으로만 쉽니다. 코 때문에 집중이 되지 않아 힘들어 하는 것 같습니다. 도와줄 방법이 없을까요?

A만성적인 비염일 때는 두중감, 즉 머리가 무거운 증상이 나타납니다. "항상 머리가 무겁고 꼭 두꺼운 모자를 눌러쓴 것처럼 갑갑하고 정신이 맑지 않다"고 호소하는 학생들이 바로 이런 경우에 해당합니다. 코가 막히면 집중력도 떨어지고 정신적으로도 불안정한 상태가 됩니다. 이것을 '비성(鼻性) 주의집중 불능증' 이라고 부르기도 합니다.

비염, 축농증 등은 집중력을 방해하는 한 요인입니다. 코에 문제가 생기면 두뇌활동이 저하되기 때문입니다. 코가 막혀 산소 공급이 순탄치 못하게 되면 바로 뇌로 보내지는 산소 공급이 부족해 공부는 물론 일상생활을 위한 두뇌활동에도 지장을 받게 됩니다.

코가 막히고 콧물이 많으면 머리가 멍해지고 집중이 되지 않고 눈이 충혈되는가 하면 가래가 끓어 쉽게 피로해집니다. 또 코가 막히면 주의력이 약해지고 정신적으로 불안정한 상태를 보이는데 이때는 집중력과 기억력이 떨어져 아무리 공부를 해도 능률이 오르지 않게 됩니다. 자기 실력이 100 정도이면 70이나 80 정도 밖에 실력을 발휘할 수 없어서 성적에 치명적인 손해를 가져오게 되는 것입니다. 또 재채기를 하다보면 선생님 말씀이 귀에 잘 들어오지 않으니 집중력과 주의력이 떨어질 수밖에 없습니다.

특히, '코에 나타나는 천식' 이라고 불리기도 하는 알레르기성 비

염은 알레르기 반응이 기관지가 아닌 코의 점막에 발생합니다. 재채
기, 콧물, 코막힘 이외에 눈 충혈, 눈코 가려움증, 목 가려움증, 다크
서클 등을 각종 증상들을 유발합니다. 무엇보다 일단 생기면 단기간
의 치료나 약 몇 첩으로 쉽게 치료될 수 없기에 끈기를 가지고 지속
적인 치료를 해야 합니다.

Q 딸아이는 3세 무렵부터 코감기에 자주 걸리더니 지금은 거의 비염 수준입니
다. 코 안이 부어 있어 거의 막혀서 잘 때 입을 벌리고 잡니다. 게다가 코도
많이 골고 가끔 무호흡증일 때도 있는 것 같습니다. 이비인후과를 가봐도
신통한 대답이 없습니다. 그래서 그런지 입에서 냄새도 나고 몸도 허약하고
공부에도 집중하지 못합니다.

수면무호흡증인 아이를 지켜보면 숨을 안 쉬긴 하지만 그것 때문
에 잠을 깨는 것 같지는 않습니다. 그리고 무엇보다 코를 고는 아이
스스로는 그것을 기억하지 못합니다. 그러나 코를 골면서 잠시 동안
숨을 안 쉬게 되면 뇌가 그것을 인지하고 도움을 주기 위해 이완되어
있는 기도를 긴장시키게 됩니다. 이는 정상적인 아이에 비해 깊은 잠
을 잘 수 없다는 얘기입니다. 몸이 깨어나는 것은 아니지만 뇌가 수

시로 깨어나기 때문에 결과적으로 잠을 많이 자도 수면부족 상태가
됩니다.

수면부족은 집중력 저하로 학습 장애를 유발하는 원인이 됩니다.
주위가 산만해지고 두통으로 기억력이 나빠지기도 합니다. 이 상태
가 되면 자연히 학습 능률도 떨어집니다. 집중력이 저하되어 오는 결
과입니다.

공부도 인생도 체력전입니다. 몸이 건강하지 않고서는 어떤 성공
도 그림의 떡입니다. 스트레스를 줄이고 체력을 높이는 것, 그것이
자신이 원하는 일이나 공부를 하기 위한 가장 기본적인 조건입니다.

해마다 입시철이 되면 수험생과 재수생은 물론 가족 모두가 초조
함과 긴장감에 사로잡히게 됩니다. 두통과 불면증, 소화불량 등 갈수
록 심각한 문제로 떠오르고 있는 '수험생 증후군' 때문입니다. 시험
에 대한 스트레스가 있는 아이들은 시험이 다가올수록 배가 아픈 경
우가 많습니다.

특히 소음인 체질은 비위가 약하고 장이 냉해서 찬 음식이나 조금
이라도 입에 맞지 않는 음식을 먹으면 아프고 설사를 하는 경우도 있
습니다. 이럴 때는 인삼차나 생강차 등을 마시며 몸속에 따뜻한 기운
을 넣어주면 됩니다. 편식과 설사가 잦으면 영양 상태가 나빠지고 장
에서 영양이 흡수되지 않아 키가 자라지 않고 좀처럼 체중이 늘지 않

습니다.

어른들보다는 아이들과 청소년들에게서 알레르기성 비염 환자가 점점 더 많이 발생하고 있습니다. 한참 인성을 연마하고 배움의 시기에 있는 어린이들이 재채기를 끊임없이 한다든가 코를 계속 훌쩍거리고, 피부가 가렵고, 몸이 나른해지면 아무런 의욕도 생기지 않아 학업에 많은 지장을 초래합니다.

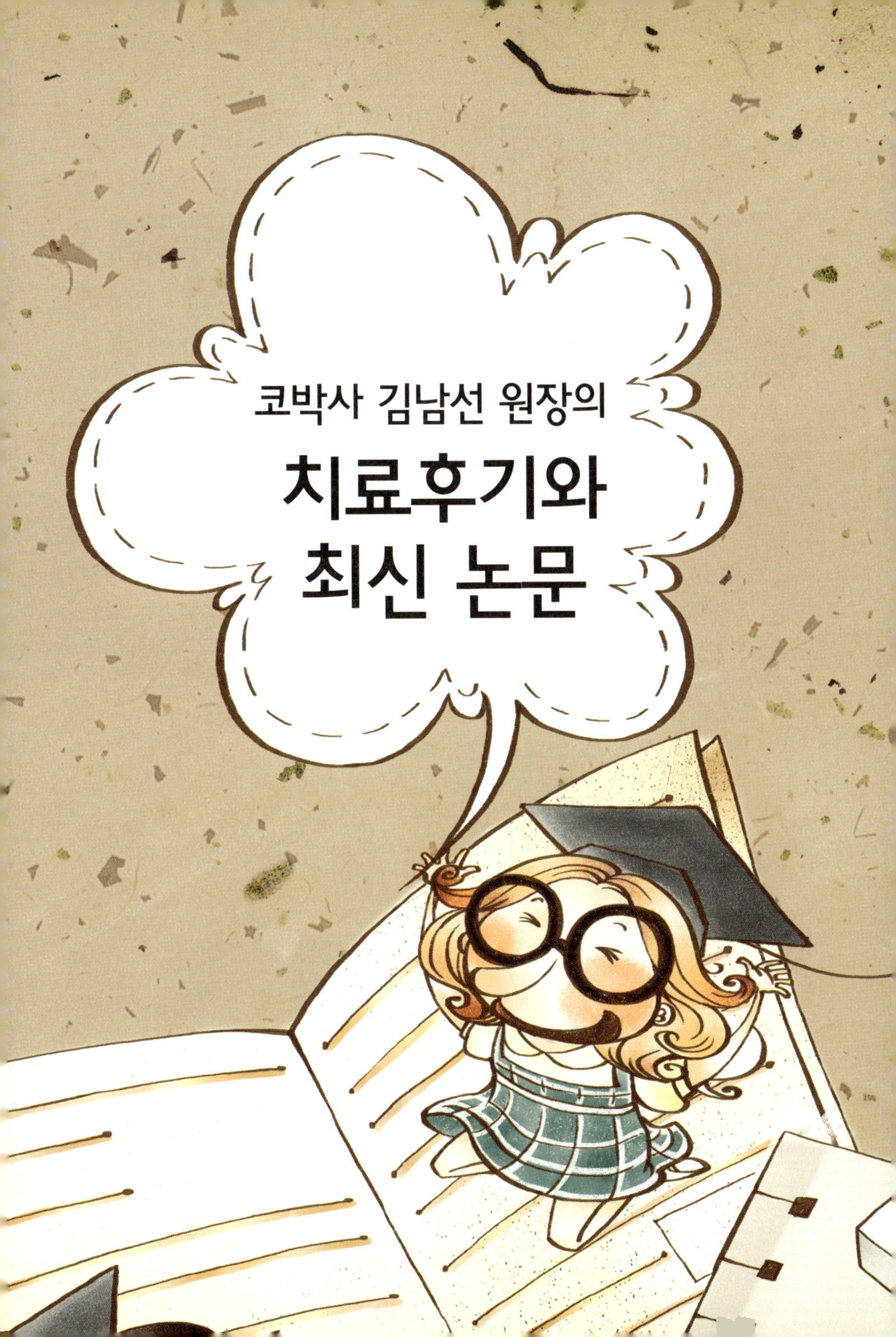

코박사 김남선 원장의
치료후기와
최신 논문

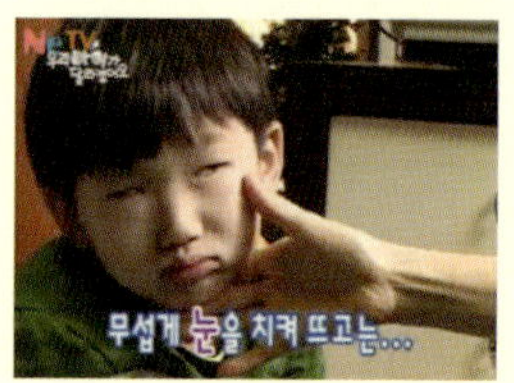

- 환　　자 : 진찬희, 6세 남아
- 초　　진 : 2007년 1월 11일
- 주 증 상 : 코막힘, 입호흡
- 성　　격 : 난폭, 산만
- 환　　경 : 어려서부터 먼지가 많은 환경
- 식 습 관 : 라면, 과자, 햄버거 등과 탄산음료 자주 섭취
- 가족병력 : 아빠가 비염, 축농증으로 2회 수술
- 증　　상 : 알레르기성 비염, 코피, 눈코 가려움증, 기침으로 코막힘 증상이 심했고, 1세 전에 태열, 아토피가 있었다.

① 엄마와 여동생을 발로 차고, 때리고, 아무거나 던지고 욕하는 상태가 계속되어 엄마가 할 수 없이 아이의 문제를 해결해주는 SBS 〈우리아이가 달라졌어요〉에 요청

② 상담 중 찬희가 알레르기성 비염이 있고 코막힘이 있어서 SBS 담당 PD가 본원에 검사 및 치료 의뢰. 찬희의 성격장애 치료를 위해 치료 개시

③ 알레르기 검사에서 집먼지진드기가 발견. 찬희의 행동을 관찰하니 병원에서도 의사 말을 잘 듣지 않고 진찰 중 산만하여 가만히 앉아 있지 못함.

④ 코 치료 처방인 소청룡탕과 면역치료제인 소건중탕을 처방하고 주 2회 코 물리치료 내원

⑤ 2월 15일 : 코막힘이 많이 좋아지고 밤에 잘 잔다고 함. 다시 탕약 한 달분 처방 치료 잘 받음.

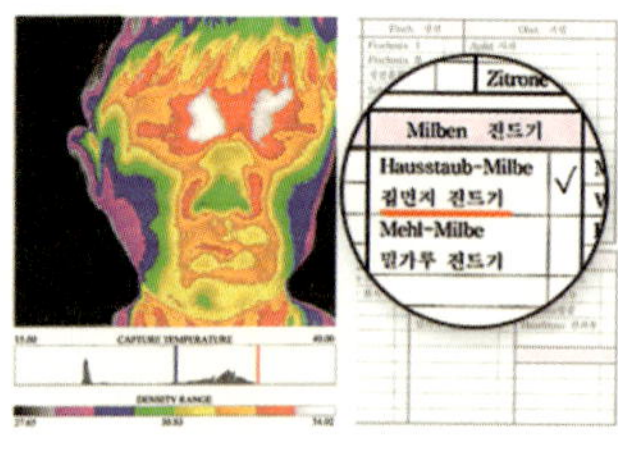

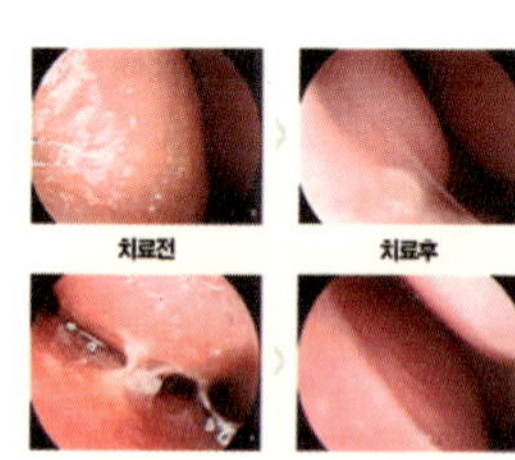

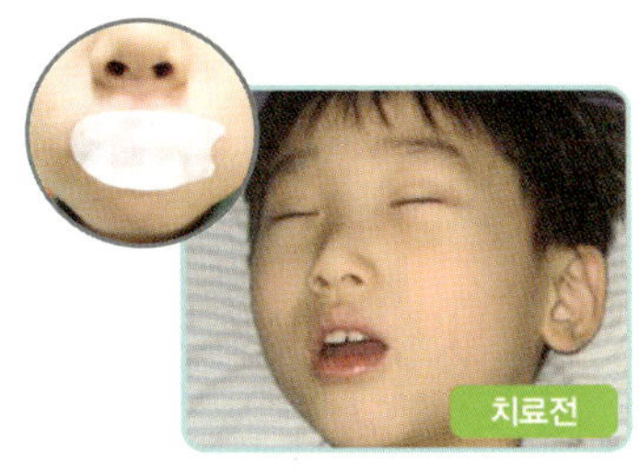
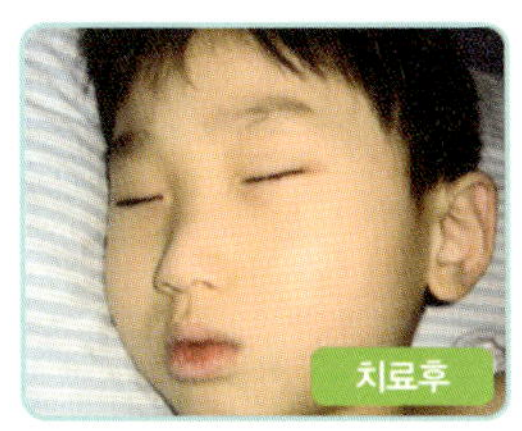

⑥ 3월 3일 : 엄마가 찬희 데리고 내원. 전에 있었던 Tic(틱)증상 호소. 수시로 눈을 깜빡거리림. 입술, 코를 실룩실룩거리고 눈에 알레르기 증상이 있어서 처방 약에 눈 가려움증을 없애주는 감국과 결명자 추가 처방

⑦ 4월 28일 : 찬희 다시 내원. 눈 깜박거림이 없어지고 코 킁킁거리는 것이 많이 호전

⑧ 7월 21일 : 키 측정 시 110.5㎝로 초진 때보다 6개월 만에 8㎝성장

⑨ 9월 4일 : 코 편해지고 밤에 입으로 숨을 쉬지 않고 코로 호흡함. 성장과 면역 위해 녹용을 첨가(녹용은 성장판을 자극해서 키가 쑥쑥 크게 하고 성장판이 열려 있는 기간을 연장. RNA 성분으로 어린이나 학생들의 기억력, 집중력, 뇌력을 향상시켜 학습 증진 효과와 정서 안정 효과 있음)

⑩ 12월 31일 : 키도 많이 크고 호흡도 좋아지고 성격도 밝아졌으며 산만하지 않고 동생과 사이좋게 지내고, 엄마, 아빠 말도 잘 듣게 되었다고 찬희 아빠가 감사의 편지 전달

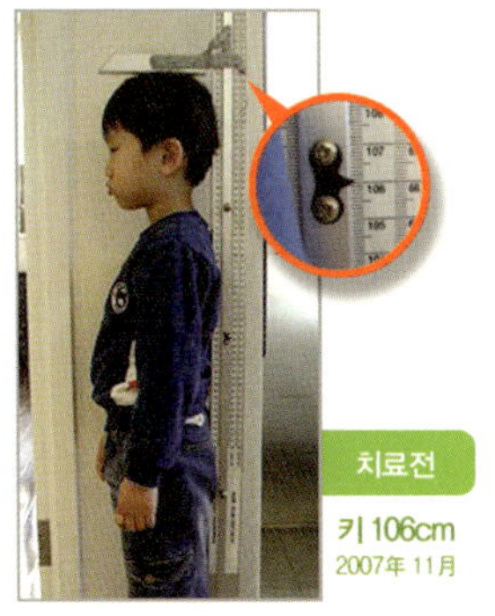

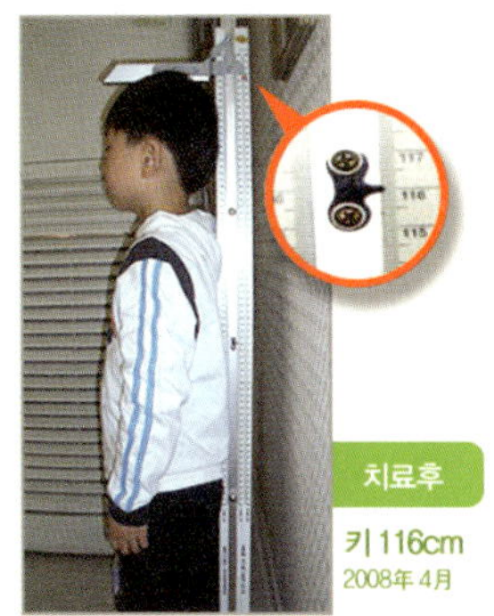

안녕하세요.

저는 진찬희 아빠입니다.

원장님과 병원 분들에게 감사인사를 전하고 싶어 이 글을 씁니다.

저는 알레르기 질환으로 고생을 많이 했던 경험이 있습니다. 안타깝게도 사랑하는 아들 찬희에게도 똑같은 증상을 물려주었고, 아이가 밤새 비염으로 고생하는 것을 지켜보면서 많이 많이 아팠답니다. 그렇게 맘고생을 하던 중 우연히 영동한의원을 알게 되었고, 2007년 2월부터 11월까지 9개월간 병원에 다녔습니다. 병원을 다니는 동안 찬희의 경과를 지켜보며 정말 놀라운 경험을 했습니다. 저는 알레르기 질환 때문에 3년 이상 병원을 다니면서 약물과 시술로 치료를 했는데도 완치가 안 되었는데, 고작 9개월 치료를 받은 찬희는 저와는 달리 현저하게 증세가 나아졌거든요.

물론 좀 더 경과를 지켜보며 치료를 해야겠지만, 잘 때마다 코가 막혀서 비비고 짜증을 내곤 했는데, 지금은 그런 증상이 완전히 없어졌다고 해도 과언이 아닐 정도로 찬희 증세가 좋아졌답니다. 저는 알레르기 질환을 고치려고 20대 때 병원에서 소금물과 뿌리는 약만으로 치료를 했었는데 도저히 안 돼 수술까지 했었거든요. 그런데 찬희는 그런 과정을 거치지 않고도 치료만으로 놀라울 정도로 완쾌되는 모습을 보니 그저 놀랍고 감사할 따름입니다. 수술은 정말 좋지 않은 방법이라고 생각하거든요.

고작 9개월로 이렇게 나을 수 있게 고쳐주신 원장님에게 감사의 마음을 어떻게 표현해야 할지 모르겠습니다. 치료받으러 갈 때마다 그저 고개 숙여 인사하는 것 이외엔 달리 표현할 방법이 없네요. 이 글을 읽는 분들 중에도 비염 알레르기 때문에 고생하는 분들이 있을 줄 압니다. 여러 병원이 있겠지만 이곳 영동한의원에 들러서 꼭 한번 검진 받아 보시길 권합니다. 적어도 6개월 이상 치료를 지속하다보면 많은 변화를 느끼게 되실 겁니다.

코가 답답하면 뇌에도 영향이 갈수 있고 더 나아가 성격에도 지장을 주 수 있으니 조기에 치료하는 게 정말 중요합니다. 코에 대해서는 원장님이 전문가이시니 온전히 믿고 맡기신다면, 분명이 좋은 결과 얻으실 겁니다.

현재 우리 찬희는 주 2회(화, 목) 병원에 다니고 있는데, 향후 횟수를 줄여도 좋을 정도로 호전되었답니다. 현재 찬희는 잘 때도 코가 막히지 않고, 코를 비비지도 않습니다. 성격도 짜증내지 않을 정도로 좋아졌습니다. 이러한 증세가 있는 아이를 둔 부모들이라면, 꼭 조기에 검사 받으시고 치료하기를 권합니다. 감사합니다.

- 환　　자 : 이정은, 17세 여학생
- 초　　진 : 2009년 12월 12일
- 주 증 상 : 재채기, 맑은 콧물, 코막힘, 후비루, 후각기능 저하
- 증　　상 : 모닝어텍(Morning attack) 증상으로 발작적인 재채기와 맑은 콧물로 등교 시 마스크를 착용해야 할 정도. 지속적인 코막힘과 입호흡, 코가 목으로 넘어가는 후비루 증상

① 콧물과 재채기로 항상 마스크를 쓰고 다녀야 할 정도로 괴로움을 호소하여 내원. 초진 시 키 160㎝

② 침상 비강 내시경 검사로 코 점막 부종, 콧물, 점막염증 진단. 축농증은 발견되지 않았고, 손발이 냉하고 소음인 체질로 판단. 가끔 눈과 목이 가렵다고 호소했으며 여드름이 있다.

③ 전형적인 수독 체질로 소청룡탕에 면역증강약인 소건중탕을 합방하여 1개월분씩 투약했고, 약 복용 후 차츰 콧물 증상 경감. 키 크기를 원해 탕약에 녹용을 넣어 3개월간 꾸준히 복약시켰다.

④ 2010년 1월 21일 다시 남해에서 고속버스로 내원했을 때 키가 162㎝로, 여드름이 아직 있어서 의인인 1돈 추가하여 1개월분 다시 투약

⑤ 3개월 치료 후 콧물, 코막힘 등 코 증상 소실

⑥ 2010년 8월 10일 내원 시 키가 164.8㎝로 측정됐으며, 9월 11일 내원 시 165㎝였다. 12월에는 초진 시보다 5.2㎝ 성장한 165.2㎝로, 18세 평균 키보다 더 커 본인과 부모가 만족하였다.

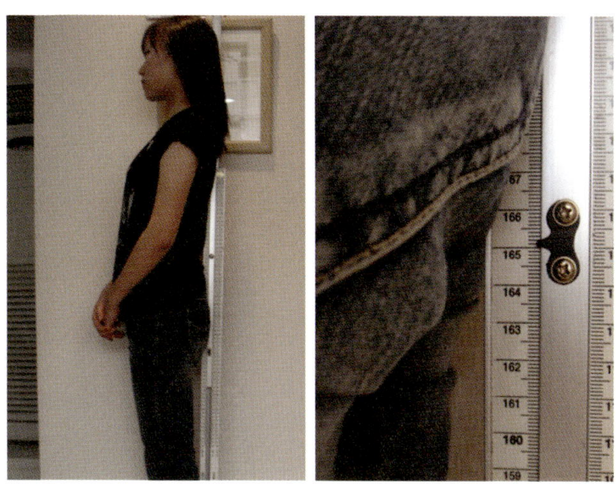

2010년 12월 방문자의 성장기록 165.2cm

※ 이 학생의 경우 코 치료 전에는 1년에 1㎝도 크지 않았으나 코 치료 후 5㎝ 이상 자라 17~18세 때도 성장판과 관계없이 성장치료와 코 치료를 병행하여 성장할 수 있다는 것을 보여줌. 녹용에는 키 성장에 중요한 성장판 자극 요소가 풍부하고, 성장판이 오랫동안 열려있게 하며, 성장판이 닫혀 있어도 어느 정도 키 성장을 가능하게 하는 효능이 있다.

안녕하세요.

저는 아들(김승준)이
김남선선생님을 만나서 축농증이
완치 했던 이야기를 썼습니다
승준이는 학교에 들어가기 전부터
몸이 약하고 계속 감기를 달고
살았습니다. 저는 감기가 심해질
때 마다 왜 감기가 너무 자주
걸릴까? 생각하면서 열나고 콧물
기침을 하고 고생하는 승준이를
데리고 열심히 병원을 다녔습니다.
승준이가 문듯을 시작하면 몸이
좋아질까? 생각하고 빨리 태권도도
보내고 학교도 들어가고 시간은
흘렀지만 승준이의 감기
되고 이제 축농증이라
말씀 하셨습니다.

승준이는 매일매일 새벽 1시 ~ 2시쯤
이면 재채기로 잠이 깨고 콧물을
풀고 자고 또 재채기로 잠이 깨고
콧물을 풀고 계속해서 학교에 가기
전까지 (7시쯤까지) 화장지를
20~30장은 기본으로 쓰고 하는
연속 였습니다. 남편은 집이 청결하지
않다고 그래서 승준이가 자주 감기에
걸린다고 하고 시어머니도 왜 감기가
좋아지기 않고 있나고 말씀하시고
저는 속상하기만 하는 하루하루 였습니다.
그것에 또 학교공부는 점수가 안 나오고
집에서 학습지를 할려면 짜증만
내고 난폭해 줬습니다 나는 사람이
기도처주신 병원도 오고 가고 하면
4시간 걸리면서도 1년동안 다녔습니다
그러나 약을 먹고 있을 때만 좋아지고
약을 안 먹으면 병원에 다니기 전하고
같았습니다.

승준이도 힘들고 저도 힘들었습니다
너무 힘들어서 저 혼자 서점에 가서
혹시라도 축농증이 좋아진다는
책이라도 있으면 좋겠다고 가서는
거기서 김남선선생님을 만났습니다.
제가 아르바이트를 하면서 강남까지
가기는 쉽지 않고 비용도 많이 들어서
힘들었지만 이제는 영동한의원
김남선선생님밖에 없었습니다.
1달쯤 한약을 먹고는 아침까지 잠을
잘 잘 수 있게 되고 2달째는 많이
좋아지지는 않았지만 계속 먹었습니다
3달쯤 되니까 재채기 콧물이 확
줄었습니다. 지금은 치료를 받고 1년이
ㄴ지만 아침까지 잠을 잘 자고
ㄷ 상위권으로 올라갔습니다.
ㅎ습지도 본인의 학습지는
ㅎ지도 까지 해주는
니다.
감사합니다

☆ 한방요법으로 비염치료를 받은후...

- 쿠며 방경화 -

저는 미역동에 살고있는 올해로 6살된 아들과 3살된 딸 이렇게 두남매를 둔 엄마입니다.

먼저 하나님께 감사 드립니다

저희딸 민예를 지금만나 있는 영동한의원 원장선생님을 만나게 해주셔서 감사드립니다 저희딸 민예는 초등학교 3학년 때쯤 아토피 증상은 한때부터 조금이 많이 나타나 코 막힘이 많이 심해져서 이비인후과 에 다녀도 그때뿐이고 종합병원 의사 선생님도 별치료없게 없으니 그때그때 가다 약을 줄뿐이다 괜찮으지 면 먹이지 말고 심하면 또먹이라고 그래 자주 먹이면 안좋으니 심할때만 먹이라고 하시길래 듣고약 겨우 약은 안먹였습니다 고등학교 1학년 봄에 가서 집장도 안되고 귀가 너무 아프다고 병원가서 검사 하자고 하길래 의사선생님도 별치료하는게 없다는데 속만타는 갑습니다 다음날 아침 조선일보 신문 건강란에 코막혀 늘아이 같은 기사를 읽다보니 저희딸 증세랑 너무 똑같아 이늦으니면 그것이 맞을거야 증세를 너무 잘알고 계시나가 하고 전화번호 찾자하시니 없어서 신문사에 전화 해서 벼제 건강 헬스 쓰신 기자님을 찾아 전화번호 알려달라고 해서 전화예약하고 감사 받았습니다 검사였과 민예 편도 코가 약해 산소가 뇌로 가늘게 부족해서 머리가 아프니 한약을 먹은면 차도된다고 원장선생님이 맞춤 해서 길래 한약을 몇개월가 먹으면 인자될까가 여쭤봤더니 꾸준히먹어서 6개월 정도 먹이면 완치된다고 말씀하시길래 꾸준히간 한약을 정성것 먹였습니다 한약먹이

면서 코에 한테 좀 나떠 나고 했더니 코고는세기가 그 하고 그만째 몇 % 정도 나떠나고 있으 고나워 코고는데 몇 % 지— 정도라고 말하고 한 쾌악하여서 코바람이 어떻게 한약으로 치료가 서우면의 원장선생님을 데 누가사터라 하는데 감. 맞고 하였더니 났으사터라

신생님 저희 아이가 났어요 선생님 감사해요 하고 두팔지놓을 치켜들며 선생님 장이 네요 했더니 왔으시며 가시더라구요 지금은 저희아이가 고등학교 3학년인 입니다 이젠 괜찮아 다 나앗어 콧막 하길래 지금은 나떠나 했떠니 이젠 아이코막힘 때문의 애끓는 있음이 없어져서 감사합니다 다시한번 영동한의원 원장님 선생님께 감사드립니다

민예 母

코 알레르기 클리닉 영동한의원에서 개발한 성장약

小建中湯合小靑龍湯加薏苡仁, 鹿茸, 續斷, 牛膝, 木瓜, 紅花, 鹿角膠

【序 論】

코 알레르기 면역 클리닉인 영동한의원에서는 코 알레르기와 기침, 천식의 치료를 위한 小建中湯合小靑龍湯加薏苡仁, 鹿茸, 續斷, 牛膝, 木瓜, 紅花, 鹿角膠가 성장기에 있는 어린이나 학생들의 콧물, 코막힘, 기침 등 다양한 증상에 대한 알레르기 면역 치료는 물론 아이의 키를 크게 하는 효과도 있다는 것이 확인되었다.

小建中湯合小靑龍湯은 소청룡탕에 소건중탕이 합방된 처방으로 비염, 천식, 아토피, 알레르기를 치료하는 효과가 있는데 이 처방에 녹용과 율무(의이인)를 넣은 小建中湯合小靑龍湯加薏苡仁, 鹿茸, 續斷, 牛膝, 木瓜, 紅花, 鹿角膠를 복용시켰더니 알레르기 치료는 물론 몸의 면역기능과 성장기능을 항진시켜 키 성장에 큰 효과가 있음을 임상치료를 통해 알았다.

【結 果】

1~6세 유아기,
7~12세 초등학생,
13~18세 중 · 고등학생 등 세 그룹으로 나누어 조사했다.

성장기 평균 성장 속도는 1년에 3~4㎝이나 비염, 천식, 아토피, 알레르기 등 면역질환이 있는 아이들은 1년에 평균 성장에 훨씬 못 미치는 1~2㎝ 정도 밖에 자라지 않았다.

영동한의원에서는 각종 알레르기 치료와 키 성장 한약인 小建中湯合小靑龍湯加薏苡仁, 鹿茸, 續斷, 牛膝, 木瓜, 紅花, 鹿角膠 등 성장에 효과 있는 한약을 복용 후 6개월 후 3~4㎝, 1년 후에는 5~10㎝까지 성장한 아이도 있었다.

치료한 저성장 어린이 224명중 입호흡이 있으면서 알레르기성 비염 어린이 156명(69.6%), 축농증 48명(21.4%), 천식과 아토피가 20명(8.9%)의 순으로 나타났다.

입호흡과 코막힘이 어린이 키 성장에 제일 나쁜 영향을 미치는 것으로 나타났다. 202명(90.2%)

【臨床 例】

남해에서 내원한 K양. 17세, 키 162㎝ 고등학생으로 콧물, 코막힘, 기침 등 코와 기관지의 알레르기로 고생했다.

小建中湯合小靑龍湯 3개월 복용 후 콧물, 코막힘, 기침 등 괴로운 증상이 없어졌고, 키 성장이 더뎌 키에 대한 성장약 小建中湯合小靑龍湯加薏苡仁, 鹿茸, 續斷, 牛膝, 木瓜, 紅花, 鹿角膠를 다시 6개월 복용시켰다. 치료하기 전에는 1년에 1cm 정도밖에 크지 않았으나 성장약 복용 후 6개월만에 4cm가 성장했다.

이와 같이 小建中湯合小靑龍湯加薏苡仁, 鹿茸, 續斷, 牛膝, 木瓜, 紅花, 鹿角膠는 성장판을 자극하고, 성장판이 오랫동안 열려 있게 하며, 성장판이 닫힌 후에도 2~3cm 정도 더 크게 하는 효과가 인정되었다.

고등학생 K양은 지금은 166cm로 여학생 17세 평균키(160.4cm) 이상의 키가 되어 대단히 만족하고 있다.

【 結 論 】

1-6세 유아기, 90.2%

7-12세 초등학생, 82.3%

13-18세 중·고등학생, 73.2%에서 키 성장효과가 小建中湯合小靑龍湯加薏苡仁, 鹿茸, 續斷, 牛膝, 木瓜, 紅花, 鹿角膠에 의해서 나타났고, 또한 어릴수록 녹용의 키 성장 효과가 높게 인정되었다. 성장기 어린이와 학생들에게 小建中湯合小靑龍湯加薏苡仁, 鹿茸, 續斷, 牛膝, 木瓜, 紅花, 鹿角膠를 복용하게 함으로써 평균치 이상의 성장 효과가 있음을 보고한다.

鼻アレルギークリニック永東韓医院が開発した
小建中湯合小青竜湯加薏苡仁·鹿茸·続断·牛膝·木瓜·紅花·鹿角膠

鼻アレルギークリニック永東韓医院　金南善

[緒言]　小建中湯合小青竜湯加薏苡仁·鹿茸·続断·牛膝·木瓜·紅花·鹿角膠が成長期にある子供や学生たちの鼻汁、鼻づまり、咳などアレルギーの免疫治療はもちろん、背を高くする効果もあったのが確認された。
[方法]　小建中湯合小青竜湯は鼻炎、喘息、アトピー、アレルギーの治療に効果がある。この処方では、鹿茸やハトムギ(薏苡仁)を入れた小建中湯合小青竜湯加薏苡仁·鹿茸·続断·牛膝·木瓜·紅花·鹿角膠を成長期の子供たちに服用させた。以後アレルギー　治療はもちろん、体の免疫機能と成長機能が亢進されて、背の成長にも大きな効果があった。
[結果]　1~6才の幼児期、7~12才の小学生、13~18才の中高校生などの3グループに分けて　調査した。成長期の子供たちの平均成長率は1年に3~4cmほどである。しかし鼻炎、喘息、アトピー、アレルギーなどの疾患がある子供たちは、1年に1~2cm程度しか育たなかった。本院ではこのような子供たちに小建中湯合小青竜湯加薏苡仁·鹿茸·続断·牛膝·木瓜·紅花·鹿角膠を服用させた。その結果6カ月後に3~4cm、1年後には5~10cmまで　成長した子供たちもいた。また、低成長の子供たち224人中、口呼吸とアレルギー性鼻炎が156人(69.6%)、蓄膿症が48人(21.4%)、喘息とアトピーが20人(8.9%)の順であった。
[臨床例]　K嬢、17才、背162cm、高校生。平素に鼻汁、鼻づまり、咳などアレルギーに苦労した。小建中湯合小青竜湯を3カ月服用した後に鼻汁、鼻づまり、咳などの苦しい症状がなくなつた。背の成長が遅かったので、小建中湯合小青竜湯加薏苡仁·鹿茸·続断·牛膝·木瓜·紅花·鹿角膠を6カ月服用させた。治療前には1年に1cm程度ほしか育たなかったが、薬を服用した後、6カ月のうちに4cmも育ったのである。K嬢は同じ年齢(160.4cm)より5.6cmも大きくなった。
[結語]　小建中湯合小青竜湯加薏苡仁·鹿茸·続断·牛膝·木瓜·紅花·鹿角膠は　成長版を刺戟して、長い間開かれているようにする効果が認められた。1~6才の幼児期で90.2%、7~12才の小学生で82.3%、13~18才の中高校生で73.2%、それぞれ背の成長効果があった。また、年が幼いほど鹿茸服用も背の長に大きな効果があった。何より同じ年齢より平均以上の　成長効果があった。

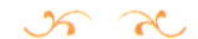

사향공심단 제조 과정

건강을 생각하는 마음으로
한 알 한 알 정성을 다해 만들어냅니다.

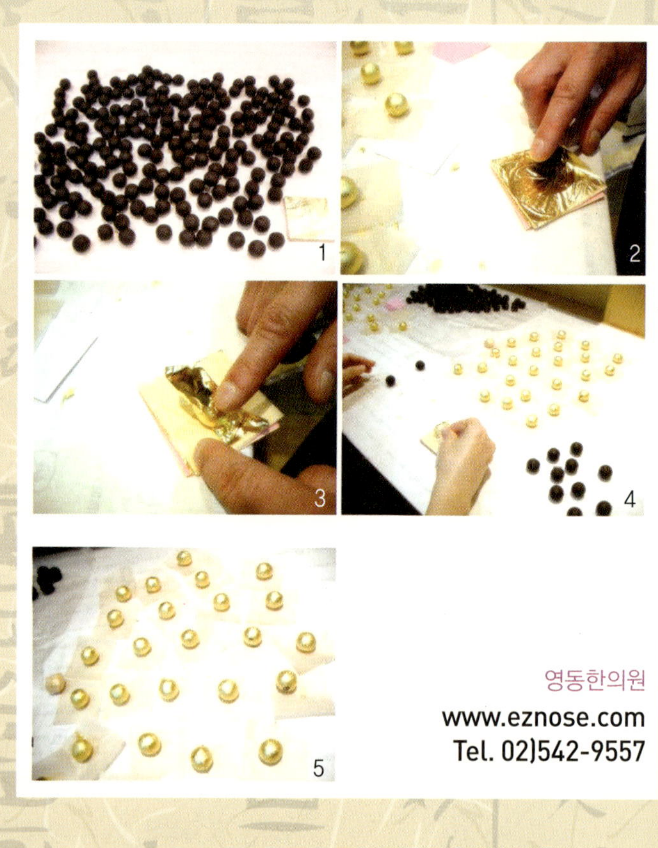

녹용으로 되살리는 건강 365일

녹용은…

면역력, 저항력, 조혈작용이 뛰어납니다.
코 점막, 호흡기 질환에 효능이 탁월합니다.
RNA 및 단백질을 다량 함유하고 있습니다.
허약체질 개선, 항스트레스 작용이 우수합니다.

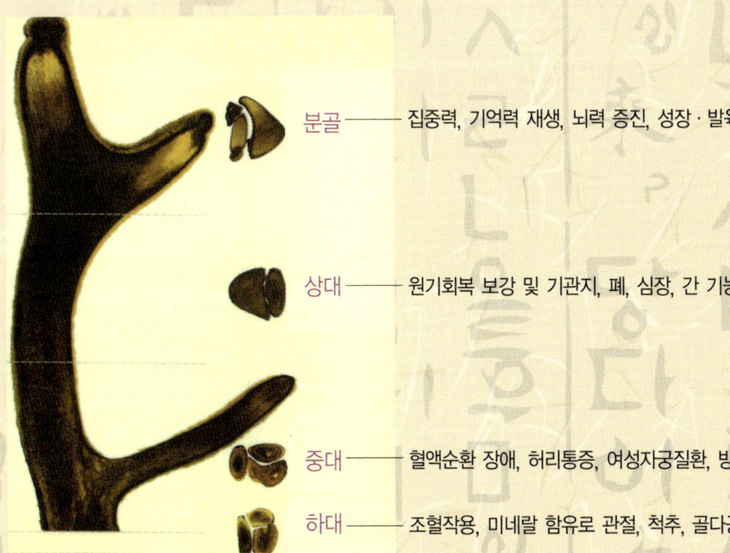

처방명 : YD녹용 영동탕, YD녹용 성장탕, YD녹용 총명탕, 사향 녹용 공심단

www.eznose.com / Tel. 02)542-9557